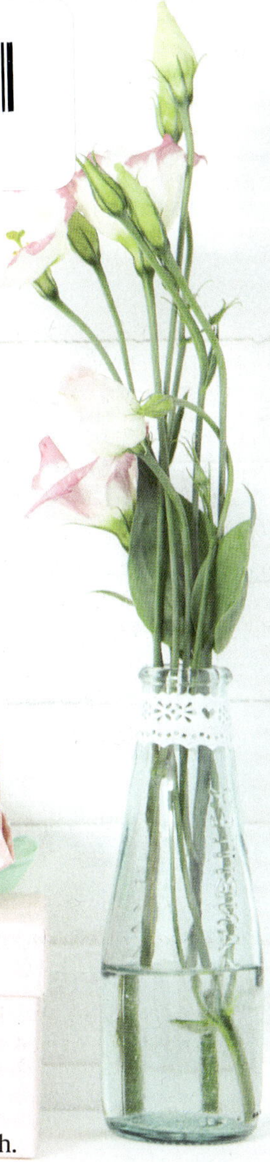

- O-Saft zum Vollkornbrot verbessert die Eisenaufnahme. Kaffee und Tee hemmen sie.
- Weiterhin Jodsalz plus Fluorid und Folsäure verwenden.
- Milchbildende Kräuter sind Basilikum, Dill, Kerbel, Koriandergrün, Majoran, Rosmarin, Anis, Ingwer und Kümmel.
- No smoking, please – auch Passivrauchen erhöht das Allergierisiko!
- Eine allergenarme Ernährung der Mutter bringt dem Baby eher Nachteile!
- Alkohol und Koffein sind immer noch tabu.

## ... zum Abnehmen

- Gegen Hunger hilft ein Glas Wasser oder eine Tasse Tee.
- Lecker angemachter Magerquark ist ein natürliches Light-Produkt.
- Kartoffeln gehören wie Reis oder Nudeln zu einer guten Ernährung.
- Gemüse und Salate, so viel Sie wollen.
- Frisches, reifes Obst, zumindest 1-mal am Tag, gegen den Süßhunger.
- Aus tiefgekühltem Gemüse lassen sich leichte Suppen kochen.
- Tiefgekühlte Beeren, wenn die Lust auf Süßes groß ist.
- Dünn geschnitten sind Käse und Aufschnitt gar kein Problem.
- Süßigkeiten, in Mini-Portionen verpackt, sind erlaubt.
- Obst- und Gemüsestückchen sind gesund und füllen den Bauch.

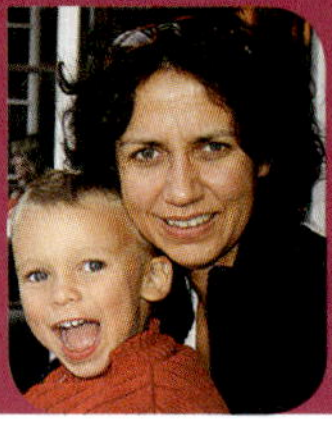

**Anne Iburg** kocht schon seit ihrer Kindheit leidenschaftlich gerne. Mit der Ausbildung zur Diätassistentin und einem anschließenden Studium der Oecotrophologie machte sie die Ernährung schließlich zu ihrem Beruf. Durch ihren Sohn Niels konnte sie die Besonderheiten von Schwangerschaft und Stillzeit sowie die lästigen Pfunde danach hautnah miterleben. Anne Iburg lebt und arbeitet als Food-Journalistin und hat eine eigene Praxis für Ernährungsberatung in Kaiserslautern.

Anne Iburg

# Mama-Food

Die beste Ernährung in Schwangerschaft und Stillzeit

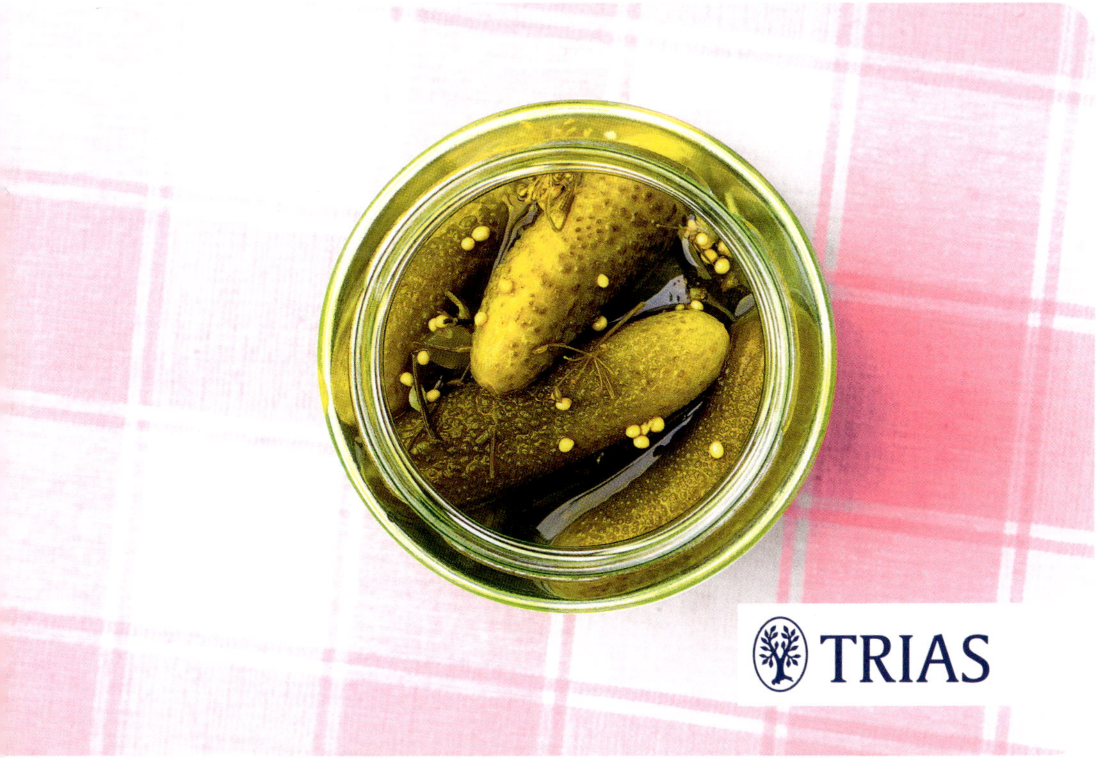

TRIAS

## Extra für Mama:

Karten zum Heraustrennen und an den Kühlschrank pinnen ab Seite 173.

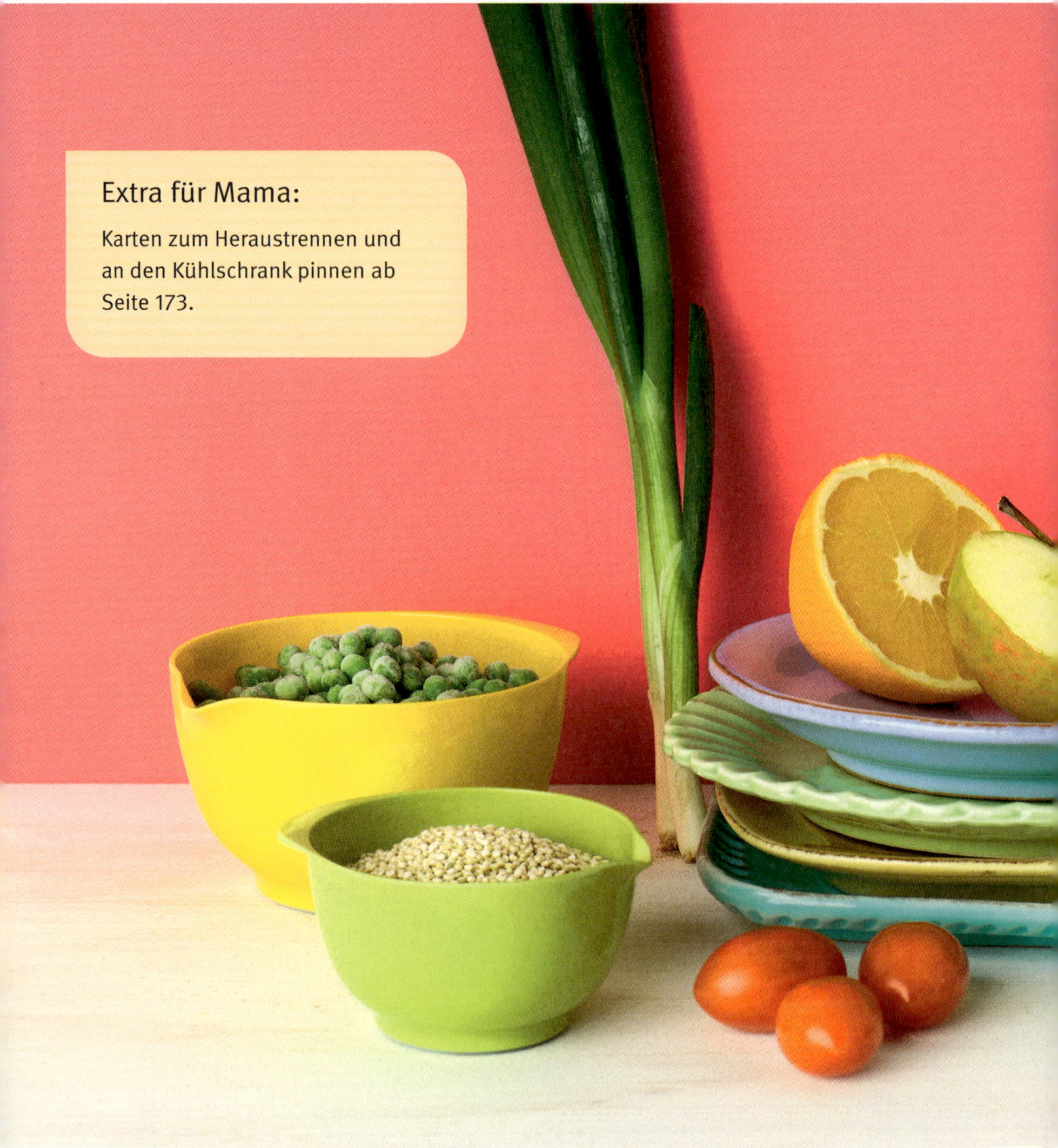

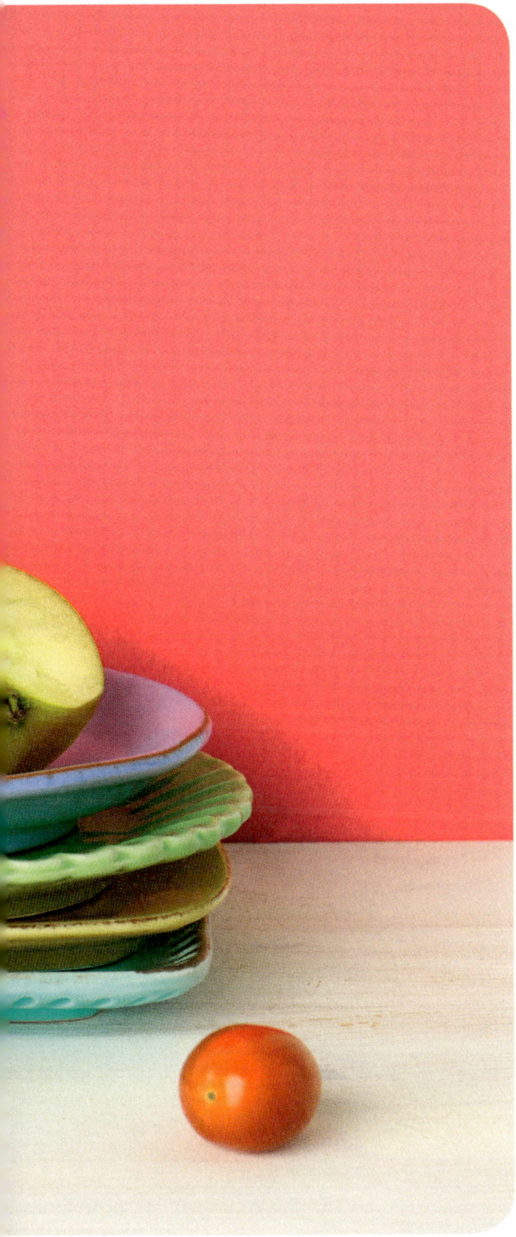





## Exkurse

# Liebe Leserinnen!

Schwangerschaft – insbesondere das erste Mal – ist für viele Frauen eine aufregende Zeit. Die biologische Veränderung lässt uns Frauen in dieser Zeit vieles im Leben überdenken und viele Frauen sind hoch motiviert, alles richtig zu machen. Mit der richtigen Ernährung wollen sie für sich und für das heranwachsende Baby das Beste an Gesundheit.

Für viele Frauen kann die erste Schwangerschaft der Auslöser für eine dauerhaft gesündere Lebensweise sein. Doch stehen viele Ernährungsirrtümer und Ammenmärchen im Raum, die zu Verunsicherung führen. Dieser Ratgeber möchte Klarheit ins Durcheinander der Ernährungskommunikation bringen. Es gilt heute als wissenschaftlich gesichert, dass Sie durch eine ausgewogene Ernährung Ihrem Kind einen gesunden Start ins Leben geben. Auch gibt es Hinweise, dass Ihr Essverhalten während der Schwangerschaft die Geschmacksvorlieben Ihres Kindes beeinflusst. »Essen für zwei« hat heute eine ganz andere Bedeutung als früher.

Stillen ist das Beste für Ihr Neugeborenes und auch hier weiß man, dass die Zusammensetzung der Muttermilch mit Ihrer Ernährung zusammenhängt.

Neben ein Mehr an Energie braucht Ihr Körper vor allem viele Vitamine und Mineralstoffe. Viele schnelle Rezepte unterstützen Sie, Ihr Wissen in die Praxis umzusetzen.

Im letzten Teil des Buches geht es um ein Zuviel an Pfunden. Ein eigenes Kind verändert die Welt radikal – und manchmal leider auch unsere Figur. Neue Wege zur Wunschfigur nach der Schwangerschaft werden aufgezeigt. Es geht darum, den Körper wieder in Form zu bringen, egal ist dabei, ob er erst jetzt oder schon vor der Schwangerschaft einige Problemzonen hatte. Mit den Rezepten lässt sich sanft abnehmen, eine Crash-Diät odere Radikal-Kur ist nie das Richtige, doch ein bewusst kalorienärmeres Essen macht Sie und Ihr Kind zufriedener. Und vergessen Sie nicht, für die nächsten Jahre sind Sie auch in Bezug auf Essen das richtige Vorbild Ihres Kindes.

Ich hoffe, Ihnen und Ihrem Kind mit diesem Buch geholfen zu haben!

**Anne Iburg**

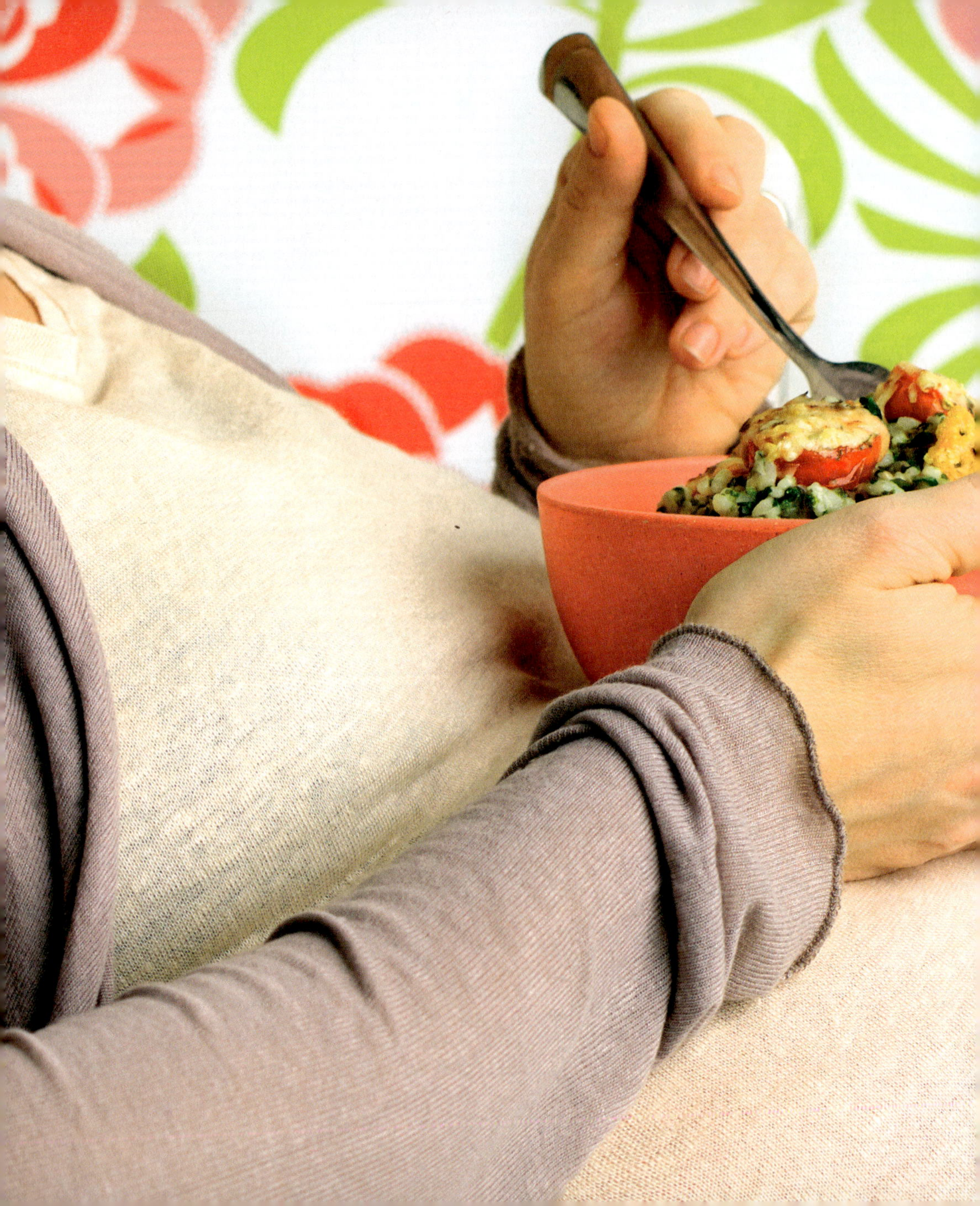

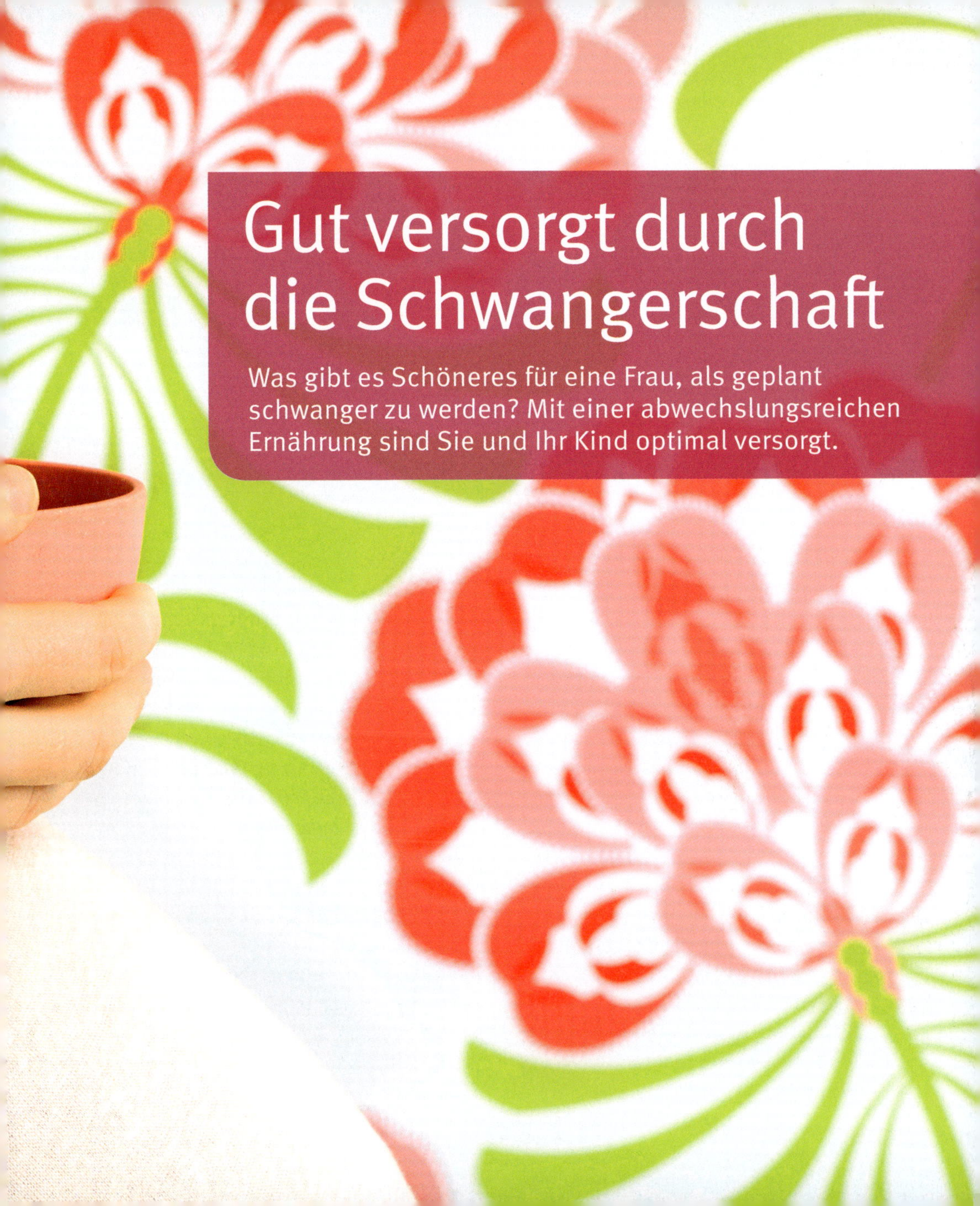

# Gut versorgt durch die Schwangerschaft

Was gibt es Schöneres für eine Frau, als geplant schwanger zu werden? Mit einer abwechslungsreichen Ernährung sind Sie und Ihr Kind optimal versorgt.

# Vom Bäuchlein zur Kugel ...

Zusammen mit dem Bauch wächst auch die Vorfreude auf die Zeit, in der das Baby endlich da ist. Doch auch jetzt können Sie dem Ungeborenen durch die Ernährung schon Gutes tun.

## 1. Trimester: 1.–12. Woche

Am Ende der 12. Schwangerschaftswoche wird Ihr ungeborenes Baby nicht mehr als 50 g wiegen und Sie werden im optimalen Fall 1 bis 2 kg zugenommen haben. Diese Gewichtzunahme ist bedingt durch die Vergrößerung der Gebärmutter, das Wachstum der Brüste und das erhöhte Blutvolumen. Das Nervengewebe Ihres Babys wird als komplettes System am Ende der 6. Schwangerschaftswoche angelegt sein. Entscheidend für eine optimale Ausbildung ist eine gute Versorgung mit Folsäure, einem Vitamin aus der B-Vitamin-Gruppe.

### Natürliche Folsäurequellen

Die wichtigsten Folsäurequellen in Lebensmitteln sind grüne Gemüsesorten wie Spinat, Wirsing, Lauch, Mangold, aber auch Tomaten und Paprika. Orangen, Erdbeeren, Weintrauben und Kirschen gelten als folsäurereiche Obstsorten. In Eigelb und Vollkornprodukten steckt ebenfalls viel davon. Auch wenn das Vitamin in vielen Lebensmitteln vorhanden ist, zählt es zu den kritischen Nährstoffen. Es ist äußerst hitze-, licht- und luftempfindlich und verliert sich zum Großteil beim Kochen und Backen. Daher empfehlen selbst Ernährungswissenschaftler die Einnahme von Folsäure in Tablettenform vor

und während der Schwangerschaft und in der Stillzeit.

## Das Herz schlägt im Doppeltakt

In der 3. Schwangerschaftswoche beginnen sich Herz und Blutgefäße Ihres Babys auszubilden und das Herz beginnt zu schlagen. Für die Bildung der vielen spezialisierten Zellen sind jetzt vor allem B-Vitamine wichtig, dazu gehören die Vitamine $B_1$, $B_2$, $B_6$ und $B_{12}$ sowie Folsäure und Niacin. Diese Vitamine sind bei der Ausdifferenzierung der Zellen unterstützend tätig und helfen bei der Anlage aller Organe des Embryos. B-Vitamine sind in vielen Lebensmitteln reichlich vorhanden, eine künstliche Zufuhr wird daher nicht empfohlen.

**Vitamin $B_1$:** In Vollkornbrot und Sonnenblumenkernen, aber auch in Fleisch; besonders viel in Schweinefleisch.

**Vitamin $B_2$:** Besonders reichlich in Milch und Milchprodukten, aber auch in Fleisch, Fisch und Pilzen.

**Vitamin $B_6$:** In Vollkornprodukten, besonders viel in Weizenkleie, aber auch in Fleisch.

**Vitamin $B_{12}$:** In Milch und Milchprodukten, Eiern, Fisch und Fleisch.

**Folsäure:** In grünem Gemüse, Obst, Eigelb und Vollkornprodukten, siehe »Natürliche Folsäurequellen« (Seite 10)

So manche Frau weiß zu diesem Zeitpunkt nichts von ihrer Schwangerschaft und hat deshalb noch nicht die wichtigsten Regeln umgesetzt: Auf Alkohol, Nikotin, Drogen und Medikamente zum Wohl des Fötus zu verzichten. Am Ende des ersten Trimesters sind Knochen in Form dehnbarer Knorpel entwickelt. Ihr Baby ist 9 cm lang und sein Profil entspricht dem eines Babys mit überdimensional großem Kopf.

### Das hilft gegen Schwangerschaftsübelkeit

Im ersten Trimester tritt – vermutlich aufgrund der Hormonumstellung – bei etwa 80% der Frauen eine morgendliche Schwangerschaftsübelkeit auf.

Die meisten Frauen können in dieser Zeit kein Fleisch essen und reagieren auf sehr Süßes und Fettiges empfindlich. Nichts zu essen verschlimmert die Morgenübelkeit und lässt sie über den ganzen Tag bestehen. Ingwertee, Knäckebrot oder am besten Ihr Lieblingsbrot dünn mit Butter oder Frischkäse bestrichen lösen meist die Morgenübelkeit auf. Auch sättigende Shakes aus frisch püriertem Obst (z. B. Banane oder Erdbeere), verlängert mit Buttermilch und Naturjoghurt, bringen den rebellierenden Magen zur Ruhe.

Ein natürliches Mittel gegen Übelkeit ist Ingwer. Die aus Asien stammende Wur-

### Folsäure und Jod in Tablettenform

Aufgrund der schlechten Versorgung junger Frauen mit Folsäure und Jod empfiehlt ein Zusammenschluss von wichtigen Vereinigungen in der Ernährungslehre und -medizin, dass Schwangere 400 µg Folsäure und 100–150 µg Jod über ein Kombinationspräparat wie z. B. Folio® (apothekenpflichtig) möglichst frühzeitig (schon vor Beginn der Schwangerschaft) und bis zum Ende der Stillzeit einnehmen. Über eine Mischkost lässt sich der geforderte Bedarf von 200–260 µg Jod bzw. 550 µg Folsäure äußerst schwer decken. Übrigens: Für ganz unsichere Schwangere hat Merck Femibion® entwickelt. Dies Präparat enthält neben Folsäure und Jod noch B-Vitamine, Vitamin C und E und ist als weitere Variante noch mit DHA (Omega-3-Fettsäure) angereichert. Es ist jedoch nicht ganz billig. Eine gesunde Ernährung ersetzt auch dieses Produkt nicht, doch kann es eine Bereicherung bei Ablehnung von Fisch sein.

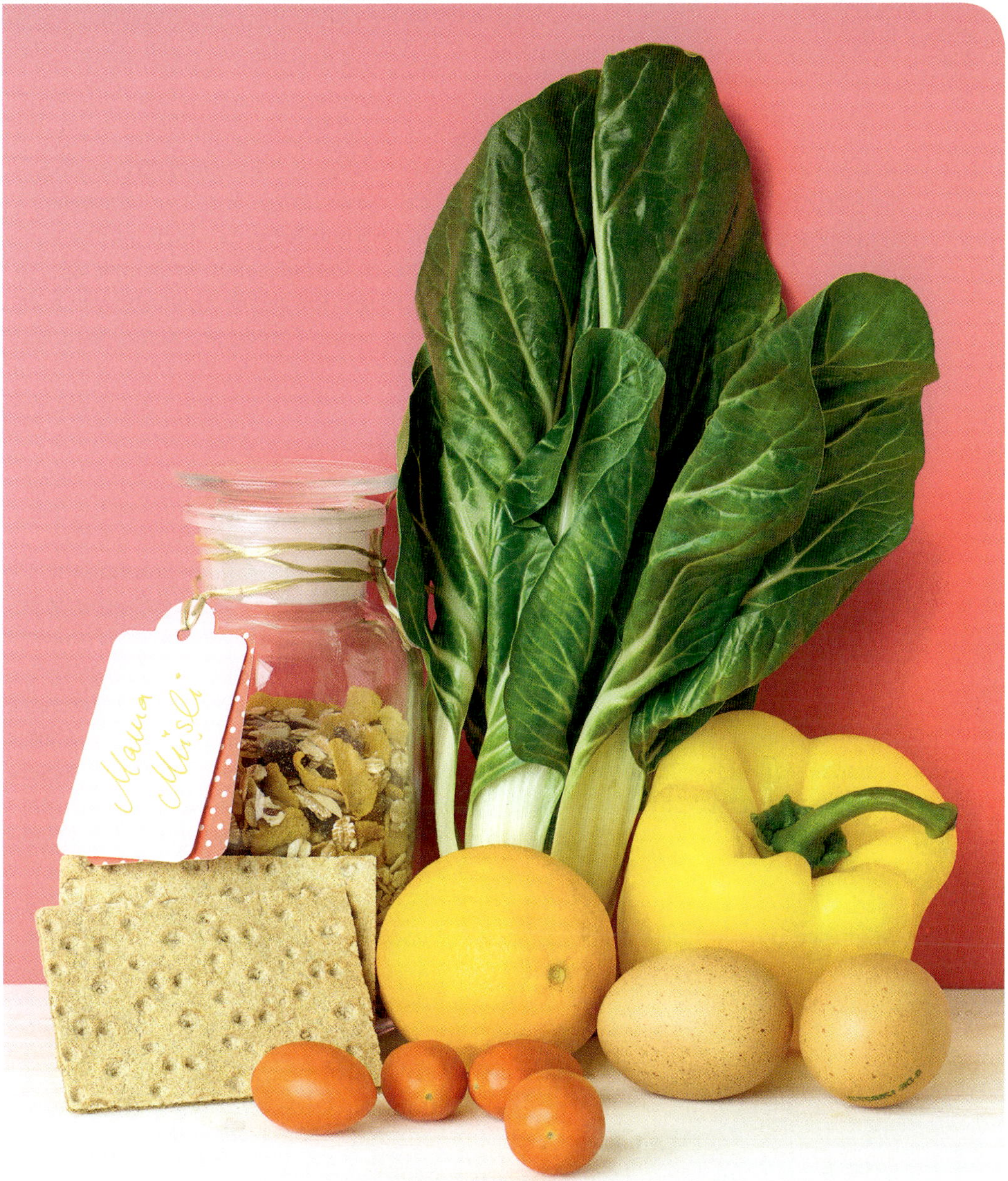
Mama Müsli

### Strikte Regel zum Schutz Ihres Babys

Stoppen Sie das Rauchen und verzichten Sie auf Alkohol – auch ein noch so kleines Gläschen Wein, Bier oder Sekt kann dem Kind schaden! Nehmen Sie Medikamente nur im Ernstfall nach Lesen des Beipackzettels und Rücksprache mit Ihrem Frauenarzt ein. Reduzieren Sie den Konsum von Kaffee, Schwarz- und Grüntee auf maximal 3 Tassen pro Tag!

zel, die es heute in jedem Supermarkt preiswert zu kaufen gibt, ist ein sofort wirksames und bewährtes Heilmittel ohne schädliche Nebenwirkungen.

**Für Ingwerfans:** Von einer Ingwerknolle ein dünne Scheibe abschneiden, schälen und auf die Zunge legen. Hilft in wenigen Minuten!

**Ingwertee aus der frischen Knolle:** 2 cm Ingwerknolle schälen, grob hacken und mit ½ Liter heißem Wasser übergießen. Mit Zucker, frischem Zitronen- oder Orangensaft verfeinern.

**Fertiger Ingwertee:** Einen Kräutertee, der einen hohen Anteil getrockneter Ingwerknolle besitzt, heiß aufbrühen. Dieser Tee hat eine schwächere Wirkung als Tee aus frischem Ingwer, hilft aber vielen Frauen gegen die Übelkeit.

## 2. Trimester: 13.–26. Woche

Im zweiten Schwangerschaftsdrittel fühlen sich die meisten Frauen sehr wohl. Körperliche Veränderungen werden jetzt zwar sichtbar, aber der Bauch ist noch nicht so groß, dass Sie unter Sodbrennen oder Rückenschmerzen leiden. In diesem Zeitraum der Schwangerschaft legt Ihr eigener Körper Reserven für die Geburt und Stillzeit an. Als ideal gilt eine Körpergewichtszunahme von etwa 5 kg. Ihr Baby wächst, und die Organe entwickeln sich weiter. Ihr Baby wiegt am Ende des 2. Trimesters etwa 1 kg und ist schon 25 cm lang. Aus den Mustern der Hirnstromwellen von Ungeborenen schließt man, dass die Großhirnrinde, als Zentrum zuständig für Bewegung, Sprache, Sehen, Hören, Riechen, Schmecken und Tasten sowie Denkvorgänge, so weit ausgereift ist wie bei einem Neugeborenen.

## Perinatale Programmierung

Die Theorie der pränatalen Programmierung beruht auf der Erkenntnis, dass Umwelteinflüsse auf den Entwicklungsprozess des Babys fundamentalen Einfluss nehmen. Relativ gut ist untersucht, dass Überernährung in der Schwangerschaft hormonelle Änderungen beim Fötus auslösen, was im Erwachsenenalter das Risiko erhöht, an Übergewicht und Stoffwechselstörungen zu erkranken. Für die werdende Mutter ist es daher doppelt so wichtig, nicht zu stark zuzunehmen, sondern bewusst kalorienarm und nährstoffreich zu essen.

## Gut versorgt mit Omega-3-Fettsäuren

Die mehrfach ungesättigten Omega-3-Fettsäuren haben viele wichtige Aufgaben im Organismus. Sie sind Bestandteil der Zellwände und unentbehrlich für die Bildung von Nervenzellen – und damit auch für die optimale Gehirnentwicklung des Babys in der Schwangerschaft. Sie sind aber kein Wundermittel, auch wenn man immer wieder lesen kann, dass sie Babys intelligent machen. Die Omega-3-Fettsäuren unterteilt man in 3 Fettsäuretypen: ALA (alpha-Linolensäure), EPA (Eicosapentaensäure) und DHA (Docosahexaensäure). Jede dieser Fettsäuren hat bestimmte Aufgaben im Körper.

## News aus der Omega-3-Fettsäuren-Forschung

Zur Versorgung von Frauen mit Omega-3-Fettsäuren während Schwangerschaft und Stillzeit wurden von zwei europäischen Forschungsnetzwerken, dem *Perinatal Lipid Nutrition Project* und dem *Early Nutrition Programming Project,* Aufnahmeempfehlungen entwickelt. Gefördert wurde das Projekt von der Europäischen Kommission. Aus den vielen Studien, die man gesichtet und durchgeführt hat, kommt man zu einer einheitlichen Interpretation der Ergebnisse: Bei regelmäßiger Zufuhr von Omega-3-Fettsäuren werden Schwangerschaftsdauer und kindliches Wachstum etwas gefördert. Omega-3-Fettsäuren tragen dazu bei, dass die Entwicklung des Kindes in der Gebärmutter besser ist. Doch vor allem sinkt das Risiko unreifer Frühgeburten vor der 34. Schwangerschaftswoche um etwa ein Drittel, bei Risikoschwangerschaften sogar um über 60 Prozent. Angesichts der hohen Risiken bei solchen

Frühgeburten ist dies ein sehr wichtiger Schutzeffekt.

In den letzten Monaten der Schwangerschaft und im ersten Lebensjahr müssen im kindlichen Gehirn und in die Nervenzellen der Netzhaut vergleichsweise große Mengen der Omega-3-Fettsäure DHA eingebaut werden. Dabei ist die kindliche Versorgung unmittelbar von der Zufuhr der Mutter in Schwangerschaft und Stillzeit abhängig. DHA ist die wichtigste Fettsäure in den Strukturen von Gehirn und Netzhaut.

### Gute Lieferanten für Omega-3-Fettsäuren

Die Omega-3 Fettsäure ALA findet man hauptsächlich in pflanzlichen Ölen wie Rapsöl und Leinöl, aber auch in Nüssen, DHA und EPA kommen in größeren Mengen in fettem Seefisch, wie Lachs, Hering, Makrele und Sprotten vor. Für eine optimale Versorgung mit diesem Nährstoff wäre es wünschenswert, dass Sie 2-mal pro Woche Seefisch essen. Wenn Sie Fisch nicht so gerne mögen, dann sollten Sie darauf achten, dass Sie hochwertige Speiseöle wie Rapsöl, Kürbiskernöl oder auch Walnussöl bei der Zubereitung des Essens verwenden und häufiger Nüsse essen. Wenn Sie keinen Fisch essen, dann ist die Einnahme von Omega-3-Fettsäuren-Kapseln mit 200 mg DHA während der Schwangerschaft und Stillzeit sinnvoll.

## 3. Trimester: 27.–40. Woche

Im letzten Schwangerschaftsdrittel tut sich optisch am meisten. Ihr Bauch wächst enorm, denn am Ende sollte Ihr Baby möglichst ein Geburtsgewicht von etwa 3,5 kg aufweisen. Das Fruchtwasser hat ein Volumen von 1 Liter und somit 1 kg Gewicht, und die Plazenta wird zwischen 250 g und 500 g schwer sein. Diese körperlichen Veränderungen führen bei einigen Frauen zu Rückenschmerzen, vermehrtem Harndrang, Sodbrennen und Verstopfung sowie zu allgemeiner Müdigkeit, andererseits aber zu Durchschlafproblemen.

Sie erleben sich aber auch als baldige Mutter, denn Sie fühlen deutlich die Tritte und das Boxen Ihres Babys. Für mich war es trotz des Rumschleppens von viel Gewicht die schönste Zeit der Schwangerschaft, denn man spürte das Kind und der Geburtstermin rückte näher. Im Idealfall haben sich auch 2 kg Fett um Ihre Hüften gelegt, denn die brauchen Sie als Energiereserve während des Stillens.

### Gestalten Sie das letzte Drittel zu Wohlfühlmonaten

Wenn Sie sich mit Ihrer ausladenden Figur nicht wohlfühlen, dann ist es höchste Zeit, sich mal mit einer Freundin, am besten ebenfalls schwanger, oder einer jungen Mutter zu treffen. Sie hilft Ihnen, ein anderes Verhältnis zu Ihrem Bauch zu bekommen. Bäuche von Schwangeren sind immer schön. Sie sollten ihn unbedingt fotografieren lassen, damit Sie in späteren Jahren Ihrem Kind den Bauch zeigen können, in dem Sie es ausgetragen haben. Einige meiner schwangeren Freundinnen haben einen Gipsabdruck von ihrem Babybauch machen lassen.

Seien Sie auch stolz auf Ihren Bauch. Spüren Sie Ihr Ungeborenes und genießen Sie jeden Augenblick. Viele Frauen fühlen sich in Ihrer Beweglichkeit eingeschränkt, aber es geht meistens viel mehr, als man gemeinhin denkt.

### Was tun im 3. Trimester?

- Radfahren: Ein gepolsterter Sattelüberzug oder ein Gelsattel macht die Fahrt angenehmer. Entspannt radeln und nicht bis an die physischen Grenzen mit dem Rad trainieren.
- Spazieren gehen: Hört sich langweilig an, kann ab spannend sein. Sie könnten z.B. nach Wildkräutern, Vögeln, Pilzen oder Bäumen Ausschau halten und sie mithilfe eines Bestimmungsbuches kennenlernen. Oder einfach nur die Natur wahrnehmen – das ist gut für Körper und Seele.
- Vorfreude ist die schönste Freude: Shoppen gehen und Babysachen einkaufen. Vielleicht zusammen mit einer Freundin – das macht doppelt so viel Spaß!
- Entspannung: bei Ihrer Lieblingsmusik auf dem Sofa fläzen, Bücher lesen, sich den Rücken vom Partner massieren lassen. Überhaupt: ganz viele Streicheleinheiten vom Partner!

## Essen für zwei: doppelt so gut

Das Motto lautet nicht: doppelt so viel essen, sondern: doppelt so gut essen. Auch wenn am Anfang noch gar nicht mehr Energie nötig ist, lautet die Empfehlung der Deutschen Gesellschaft für Ernährung: 225 Kalorien pro Tag mehr, und das über die gesamten 40 Wochen. Das sind, gesund ausgedrückt, etwa eine kleine Scheibe Brot, dünn mit Butter bestrichen und sparsam mit Käse belegt, dazu ein Apfel. Ungesünder ausgedrückt, ist das weniger als eine halbe Tafel Vollmilchschokolade am Tag. Von Beginn der Schwangerschaft an steigt jedoch der Bedarf an Nährstoffen. So haben Schwangere einen höheren Bedarf an Eiweiß (plus ca. 20 %), B-Vitaminen (plus ca. 20 %), Folsäure (plus ca. 90%), Vitamin C (plus ca. 10 %), Eisen (plus ca. 100 %), Jod (plus ca. 15 %) und Zink (plus ca. 40 %).

## Eiweiß: 20% Zuschlag

Eiweiß bzw. Protein ist für die Entwicklung der Zellen und damit das Wachstum des Babys sowie für die Bildung von Blutzellen und die Entwicklung Ihrer Brüste unverzichtbar. Ab dem 4. Schwangerschaftsmonat ist daher eine tägliche Zulage von 10 g Eiweiß erforderlich. Doch da in den westlichen Industrieländern nahezu alle Frauen zu viel Eiweiß essen, muss man sich in dieser Hinsicht keinerlei Gedanken machen. Spielend leicht erreichen Sie eine hochwertige Eiweißversorgung, wenn Sie tierisches und pflanzliches Eiweiß kombinieren. Die wichtigsten pflanzlichen Eiweißquellen sind Brot, Müsli, Kartoffeln und Hülsenfrüchte. Zu den tierischen Eiweißquellen zählen nicht nur Fleisch, sondern auch Milch, Käse, Fisch und Eier.

**Aus dieser Erkenntnis leitet sich folgende Regel ab:**

- Essen Sie täglich ein Milchprodukt und eine Scheibe Käse.
- Essen Sie 3-mal wöchentlich eine warme Fleischmahlzeit.
- Essen Sie 2-mal die Woche Fisch.
- Essen Sie 2-mal die Woche vegetarisch: Hülsenfrüchte sind gefragt.

## Fett mit Augenmaß

Fett war einst die eiserne Reserve des Menschen, heute ist es zum gesundheitlichen Risiko geworden. Fett ist ein wichtiger Bestandteil unseres Essens. Es ist ein Baustoff in Zellwänden. Das mütterliche und das kindliche Fettpolster schützen das Ungeborene vor Verletzungen. Fett lässt uns weniger schnell frieren, versorgt uns außerdem mit den fettlöslichen Vitaminen A, D, E und K und enthält lebensnotwendige ungesättigte Fettsäuren.

### Fett und seine Fettsäuren

Fett besteht aus Fettsäuren. Es wird in gesättigte, einfach ungesättigte und mehrfach ungesättigte Fettsäuren unterschieden. Ungesättigte Fettsäuren sind vor allem in flüssigen Fetten enthalten, wie z. B. Pflanzenölen, aber auch in fettem Seefisch wie Hering, Lachs und Makrele. Diese Fettsäuren gelten als gesund, insbesondere die mehrfach ungesättigten Omega-3-Fettsäuren werden heute in ihrem Gesundheitswert hoch gehandelt. Aus dieser Erkenntnis leitet sich folgende Regel ab:

**Kochen Sie mit hochwertigen pflanzlichen Ölen:** Raps- und Olivenöl werden heute aufgrund ihres besonderen Fettsäuremusters empfohlen. Täglich 1–2 Esslöffel Öl bedeutet 10–20 g gesundes Fett. Täglich 20–30 g hochwertige Margarine oder Butter sind gewünscht.

## Kohlenhydrate zum Durchhalten

Unter den Namen Zucker und Stärke sind Ihnen die Kohlenhydrate sicher viel bekannter, aber auch Ballaststoffe werden dieser Nährstoffgruppe zugeordnet. So richtig fügen sich Letztere nicht ein, doch Ballaststoffe, Stärke und Zucker treten in naturnahen Lebensmitteln im Verbund auf und passen daher dann doch ganz gut zusammen.

In pflanzlichen Lebensmitteln, vor allem in Getreide, Kartoffeln und Obst, sind Kohlenhydrate enthalten. Sie liefern dem Körper vor allem Energie. Es handelt sich dabei um Zuckerbausteine, die wie eine Kette aufgefädelt sind. Die Anzahl der Zuckerbausteine entscheidet, ob es sich um einfache Kohlenhydrate wie Zucker oder um komplexe Kohlenhydrate wie Stärke und Ballaststoffe handelt.

### Kein erhöhter Bedarf während der Schwangerschaft

Ein nennenswert erhöhter Bedarf an Kohlenhydraten ist während der Schwangerschaft nicht zu verzeichnen. Wenn Sie aufmerksam die vorherigen Seiten gelesen haben, wissen Sie, dass Ihr Energiebedarf nur um 225 Kilokalorien erhöht ist. Dies sind weniger als ½ Liter »gesunder« Apfel- oder Orangensaft oder weniger als ½ Liter nicht so gesunde Limonade. Diesen Vergleich wähle ich bewusst, denn ich erlebe immer wieder Mütter in der Beratung,

# Allergien in der Schwangerschaft vorbeugen

Schon bei Ihrem Ungeborenen können Sie einige Maßnahmen ergreifen, um es vor der möglichen Entwicklung späterer Allergien zu schützen.

## Rauchfrei!

Sind Sie Nichtraucherin? Super, denn Tabakrauch erhöht das Risiko für Allergien besonders stark. Als Schwangere sollten Sie sich in einer rauchfreien Umgebung aufhalten. Es reicht nicht, wenn nur die werdende Mutter mit dem Rauchen aufhört, auch der Partner sollte nicht in der Umgebung der Schwangeren rauchen. Da Passivrauchen ebenfalls das Allergierisiko erhöht, halten Sie sich nicht in Räumen auf, in denen geraucht wird.

Die Giftstoffe des Rauchens, ob durch aktives oder passives Rauchen der Mutter, erhöhen massiv die Gefahr einer Fehlgeburt und eines zu niedrigen Geburtsgewichtes sowie das Krebsrisiko des Neugeborenen. Hätten Sie gewusst, dass in Deutschland jedes 2. Kind in einem Raucherhaushalt lebt und jedes 5. Kind im Mutterleib zum Passivrauchen gezwungen ist? Zur Info: Der Rauch einer Zigarette enthält 4000 teilweise giftige und krebserregende Stoffe. Natürlich möchte jede werdende Mutter nur das Beste für Ihr Baby und hat den Vorsatz, mit dem Rauchen aufzuhören. Eine Sucht zu bekämpfen, ist nicht einfach, suchen Sie sich Unterstützung bei Profis wie spezialisierten Hebammen und Frauenärzten, die Raucherentwöhnungsprogramme anbieten. In einer Gruppe mit Gleichgesinnten geht es einfacher.

**Beratungstelefon zum Nichtrauchen:**
Tel. 01805-313131

## Tierhaare – nein, danke!

Ist Ihr Baby allergiegefährdet, da Sie oder Ihr Partner unter Allergien leiden, dann sollten Sie sich am besten kein Haustier mit Fell, sprich Katze, Hund oder Kaninchen, anschaffen. Lebt der Hund oder die Katze schon im Haushalt, dann muss das Tier nicht zwingend abgeschafft werden.

## Ausgewogene Ernährung und viel Seefisch

Auch in Hinblick auf Allergieprophylaxe ist der regelmäßige Verzehr von fettem Seefisch, insbesondere von Lachs und Hering, der beste Allergieschutz. Natürlich gehört auch eine abwechslungsreiche und ausgewogene Ernährung dazu. Auf bestimmte Lebensmittel, die häufig Allergien auslösen, sollten Sie aber nicht verzichten. Besorgte Schwangere verzichten häufiger auf potenzielle Auslöser von Nahrungsmittelallergien wie Haselnüsse und Erdnüsse. Die Deutsche Gesellschaft für Allergologie und klinische Immunologie (DGAI) und die Deutsche Dermatologische Gesellschaft (DDG) weisen allerdings darauf hin, dass »die derzeitige Studienlage keine Empfehlungen darüber zulässt, dass durch die Elimination sogenannter potenter Nahrungsmittelallergene in der mütterlichen Ernährung die Entwicklung von Neurodermitis verhindert bzw. verzögert werden kann«. Nüsse dürfen Sie also während der Schwangerschaft bedenkenlos genießen. Natürlich mit einer Ausnahme: wenn Sie selbst allergisch reagieren oder diese nicht vertragen.

Auch das Weglassen von Kuhmilchprodukten kann keine Kuhmilchallergie beim Kind verhindern, jedoch einen Mangel an Kalzium verursachen. Natürlich sollten Sie Lebensmittel meiden, die Sie selbst nicht vertragen. Handelt es sich dabei um Milchprodukte oder um viele Lebensmittel aus den unterschiedlichsten Gruppen, ist es ratsam, eine professionelle Ernährungsberatung aufzusuchen. Dort werden Sie dabei unterstützt, Ihre Mahlzeiten so zu planen, dass kein Nährstoffmangel vorliegt. Kochen Sie mit natürlichen Lebensmitteln wie viel Gemüse, Kartoffeln, Vollkornprodukten und Fleisch. Verzichten Sie weitgehend auf Fertigprodukte und Halbfertigprodukte.

**Allergie-Beratungstelefon:**
Tel. 01805-052251; Mo.–Fr. von 9:30 bis 12:00 Uhr

die Light-Limonaden während der Schwangerschaft durch gezuckerte Limonade ersetzen. Auch Schwangere können sich in der Regel nicht täglich zuckerhaltige Limonaden leisten. Damit soll Limonade nicht verteufelt werden. Wenn andere in der Kneipe ihren Wein oder ihr Bier trinken, dürfen Sie sich gerne ein Glas Saft oder eine Limonade bestellen. Doch bedenken Sie, es handelt sich dabei nicht um reines Wasser und ist damit nicht kalorienfrei.

**Je natürlicher, desto besser**

Wer Vollkornprodukte, viel Gemüse, knackigen Salat und frisches Obst isst, versorgt sich und sein Kind ausreichend und gesund mit komplexen Kohlenhydraten. So einfach geht das über den Tag verteilt: 1 Gläschen frisch gepresster Orangensaft, 1 Scheibe Brot oder Müsli zum Frühstück, zwischendurch gibt es 1 Stück Obst, mittags Kartoffeln, Reis oder Nudeln und dazu Gemüse oder Salat und abends noch mal ein paar Möhren und Paprikastreifen zum Butterbrot zum Knabbern. Das packen Sie ganz easy, ohne große Umstände. Und bitte keine Gedanken mehr an die Kohlenhydrat-Versorgung verschwenden. Einfach nur genießen und kräftig in den knackigen Apfel beißen.

## Vitaminreich essen – schaffe ich das?

Die Natur schenkt uns 13 Vitamine. Nicht nur Schwangere, sondern ein Großteil der Bevölkerung wirft täglich Vitamintabletten ein. Das schlechte Gewissen ist beruhigt und das Gefühl von Sicherheit überwiegt, seinen Körper optimal versorgt zu haben. Denn der eilige Blick auf das Produkt verrät, dass zwischen 30 und 120 Prozent des täglichen Vitaminbedarfs gedeckt werden. Doch hätten Sie auch gewusst, dass heute viele wissenschaftliche Studien zum Zusammenhang von Gesundheit und Vitaminen abgebrochen werden, da Vitamine in Tablettenform eben nicht zu positiven Ergebnissen führen?

Vitamine aus der Natur essen wir Menschen seit Tausenden von Jahren. Sie halten uns gesund, und dafür braucht es keinen Nachweis. Synthetische Vitamine aus der pharmazeutischen Industrie kennen wir weniger als 100 Jahre. Kein Wissenschaftler kann mit Sicherheit sagen, ob Vitamintabletten genauso gut wirken wie unsere natürlichen Lebensmittel. Am besten sind die Vitalstoffe aus Lebensmitteln. Als Schwangere müssen Sie ein besonderes Augenmerk auf Folsäure, $B_6$ und $B_{12}$

legen und dürfen dabei die anderen 10 Vitamine nicht vergessen.

### Folsäurereich essen

Folsäure unterstützt die Neubildung von Zellen. Sie ist daher unentbehrlich bei der Blutbildung und bei Wachstum und Ausbildung der verschiedenen Zelltypen Ihres Babys. Folsäuretabletten sollten Sie zur Prävention eines Neuralrohrdefektes (offener Rücken) beim Ungeborenen möglichst schon vor der Schwangerschaft einnehmen (Seite 12) Trotz Einnahme von Folsäure sollten Sie auf eine gute Folsäureversorgung über das Essen sorgen. Reich an Folsäure sind:

- grünes Gemüse wie Spinat, Salate, Fenchel und Wirsing
- Gemüse allgemein wie z. B. Paprika und Tomaten
- Obst wie Weintrauben, Orangen, Erdbeeren und Kirschen
- Eigelb
- Vollkornprodukte wie Haferflocken und Vollkornbrot

### Vitamin $B_6$ nicht vergessen

Dieses Vitamin greift stark in den Eiweißstoffwechsel ein und ist daher für das Wachstum Ihres Babys dringend notwendig. Da der Bedarf in der Schwangerschaft deutlich erhöht ist, sollten Sie besonders Vitamin-$B_6$-reiche Lebensmittel im Auge behalten:

- Fleisch
- Kartoffeln
- Vollkornprodukte und Weizenkleie
- Hülsenfrüchte und grüne Bohnen
- Fisch, vor allem Makrelen und Sardinen
- Milch und Milchprodukte

### Vitamin $B_{12}$

Vitamin $B_{12}$ ist nur in Lebensmitteln tierischen Ursprungs enthalten. An einem Vitamin-$B_{12}$-Mangel leidet in Mitteleuropa in der Regel niemand, da wir ausreichend Produkte tierischen Ursprungs essen. Doch Veganer haben eine suboptimale Versorgung mit Vitamin $B_{12}$. Vor der Schwangerschaft sollten Veganerinnen ihren Vitamin-$B_{12}$-Status überprüfen lassen und entsprechende Präparate zum Schutz ihres Ungeborenen einnehmen. Vitamin $B_{12}$ unterstützt die Blutbildung und ist unentbehrlich für den Umbau bestimmter Fettsäuren. Auch wenn Vitamin $B_{12}$ nicht zu den kritischen Nährstoffen zählt, haben Schwangere einen erhöhten Bedarf und sollten daher darauf achten, dass folgende Produkte auf ihrem Speiseplan stehen:

- Fisch, wie z. B. Hering, Forelle und Lachs
- Schweine- und Rindfleisch
- Eier
- Käse, Milch und Milchprodukte

Gut mit Vitaminen versorgt zu sein, heißt nicht nur, täglich Obst und Gemüse zu essen, sondern abwechslungsreich zu essen.

## Jod, Eisen und Zink brauchen Sie jetzt vermehrt

Während der Schwangerschaft erhöht sich der Bedarf an Eisen, Jod und Zink. In der Regel reicht bei Eisen und Zink eine ausgewogene Ernährung, um Sie gut zu versorgen. Im deutschsprachigen Raum – umso mehr, je weiter es gen Süden geht – stellen Ernährungswissenschaftler eine schlechte Jodversorgung fest. Daher ist in der Schwangerschaft eine Zusatzversorgung mit Jod sinnvoll.

In vielen älteren Ratgebern ist zu lesen, dass der Kalziumbedarf während der Schwangerschaft erhöht ist. Das stimmt nicht! Richtig ist, dass die Schwangere während der gesamten Schwangerschaft etwa 25 bis 30 g Kalzium an ihr Baby abgibt. Der Bedarf ist nicht erhöht. Hormonell gesteuert kann das Kalzium aus dem Nahrungsbrei im Darm vermutlich besser in die Blutbahn überführt werden als im nicht schwangeren Zustand. Es kommt ebenfalls zu einem vorübergehenden Verlust von Kalzium in den Knochen. Doch hat der weibliche Körper nach der Schwangerschaft und Stillzeit einen hormonell gesteuerten Mechanismus entwickelt, den Kalziumverlust ohne mehr Kalzium wieder auszugleichen.

### Jod – ein Sorgenkind

Der Jodbedarf ist in der Schwangerschaft um 15 Prozent erhöht. Jodmangel zählt weltweit zu den häufigsten Nährstoffmangelerkrankungen. Eine ungenügende Versorgung mit Jod kann zu einem Kropf bei der Mutter und sogar beim Ungeborenen führen, und es kann vermehrt zu geistigen und körperlichen Entwicklungsstörungen des Kindes kommen.

Deutschland, Österreich und die Schweiz zählen aufgrund ungünstiger geologischer Bedingungen zu den Jodmangelgebieten. Das bedeutet, dass unser Wasser und unsere Böden nur in geringen Mengen Jod enthalten.

Demzufolge sind tierische und pflanzliche Lebensmittel arm an Jod. Lediglich Seefisch und andere Meeresprodukte können bedeutend zur Jodversorgung beitragen. Wichtig ist daher – und das gilt nicht nur während der Schwangerschaft und Stillzeit – das Verwenden von jodiertem Speisesalz. Milch und Milchprodukte sind ebenfalls gute Jodlieferanten, da dem Kuhfutter Jod beigemischt wird. Ihr Jodgehalt schwankt allerdings in Abhängigkeit von der Art der Tierfütterung.

### Doppelt hält besser

Der Arbeitskreis Jodmangel empfiehlt, zur Verbesserung der Jodversorgung in der Schwangerschaft und Stillzeit nur noch 100 (–150) µg Jod, jedoch nicht mehr als 200 µg Jod pro Tag in Tablettenform einzunehmen, außerdem jodiertes Speisesalz zu verwenden und regelmäßig Seefisch, Milch und Milchprodukte, wie z. B. mit Jodsalz hergestelltes Brot und Backwaren, sowie Wurst- und Fleischwaren zu essen. Auf Algenpräparate lieber verzichten – zu viel Jod kann auch irgendwann schaden.

**Eisen: plus Vitamin C!**

Der Bedarf an Eisen erhöht sich um 100 Prozent während der Schwangerschaft. Nach den Ergebnissen des Baby-Care-Programms nimmt nahezu jede zweite Schwangere zu wenig Eisen auf. Wofür ist es so wichtig? Eisen ist zuständig für die Versorgung der Zellen mit Sauerstoff. Für die Entwicklung des Kindes ist jede Menge Sauerstoff nötig und ein Eisenmangel der Mutter kann Frühgeburten und Entwicklungsverzögerungen beim Ungeborenen verursachen. Die Deutsche Gesellschaft für Ernährung empfiehlt daher Schwangeren, zur Deckung des Eisenbedarfs 3-mal in der Woche mageres Fleisch zu essen.

Und um einem drohenden Eisenmangel entgegenzuwirken, sollten schwangere Vegetarierinnen sehr stringent eisenreiches Gemüse (Hülsenfrüchte, Schwarzwurzeln, Spinat, Erbsen, Rote Bete) und Vollkornprodukte auf ihrem Speiseplan stehen haben. Da eine ausreichende Vitamin-C-Zufuhr die Eisenresorption aus pflanzlichen Lebensmitteln verbessert, essen Sie am besten gleichzeitig Vitamin-C-reiches

Gemüse wie Paprika oder trinken ein Glas O-Saft zur Spinat-Quiche.

**Zink**

Der Zinkbedarf ist in der Schwangerschaft erhöht. Dieses Spurenelement ist an zahlreichen Stoffwechselvorgängen beteiligt und wichtiger Bestandteil für ein gesundes Zellwachstum. Zu den besten Zinkquellen zählen tierische Lebensmittel wie Fleisch und Fisch sowie Milch und Milchprodukte. Nüsse und Kerne sind die wichtigsten vegetarischen Zinkquellen. Wer also wenig oder gar kein Fleisch isst und ungern oder sehr selten Milch trinkt oder Milchprodukte isst, sollte sich ab und zu eine Handvoll Nüsse gönnen.

## Der große Bauch macht Sodbrennen

Gegen Ende der Schwangerschaft leidet ein Drittel der Frauen unter Sodbrennen und Völlegefühl. Das ist zwar nicht beängstigend, aber äußerst unangenehm. Eine einleuchtende Erklärung ist, dass der Muskel, der den Magen nach oben zur Speiseröhre hin verschließt, ständig durch den großen Bauch unter Druck gesetzt wird. Diesem Druck kann der Schließmuskel oft nicht mehr perfekt standhalten, dann steigt saurer Mageninhalt auf und reizt die empfindliche Schleimhaut in der Speiseröhre.

### Was tun?

- Essen Sie besser keine opulenten Mahlzeiten, sondern kleinere Portionen über den Tag verteilt.
- Reduzieren Sie die Verweildauer des Speisebreis im Magen, indem Sie nicht zu fettig essen.
- Lösen Sie keine Säureattacken aus, indem Sie zu süß essen.

### Hausmittel

Und wenn es doch zu Sodbrennen und Völlegefühl kommt, helfen folgende Hausmittel:

- 1 TL milder Senf nach dem Essen hilft bei Sodbrennen. Vermutlich, weil er die Magen- und Darmbewegung anregt.
- 1 Tasse Fenchel-, Anis- oder Kümmeltee hat nach dem Essen eine beruhigende Wirkung auf den Magen, denn es wird weniger Magensäure freigesetzt und der Transport des Speisebreis angeregt.
- Auf nüchternen Magen hilft das langsame Kauen und Essen einer gekoch-

ten Kartoffel oder auch das langsame Mümmeln an einer Möhre.

- Einige werdende Mütter schwören auch darauf, 4 bis 6 Nuss- oder Mandelkerne langsam zwischen den Backenzähnen zu zermahlen.
- Auch Kaugummikauen kann helfen. Denn dadurch wird der Speichelfluss angeregt, und der Speichel reinigt die Speiseröhre vom aufgestoßenen sauren Mageninhalt.

## Verstopfung durch einen trägen Darm

Unter Verstopfung leidet fast jede Schwangere im letzten Trimester. Verursacher ist das Hormon Progesteron. Es setzt die Muskelspannung im Darm herab. Für die Geburt ist das von Vorteil, doch dies führt im Darm zu einem langsameren Transport des Speisebreis durch den Dickdarm. So wird dem Speisebrei mehr Wasser entzogen als normalerweise. Erschwerend kommt noch hinzu, dass einige Schwangere nicht genug trinken, da ihnen der häufige Toilettengang lästig ist. Das Baby drückt nämlich nicht nur nach oben auf den Magen, sondern auch nach unten auf die Blase.

### Das hilft:

**Ausreichend trinken:** Wenn möglich 2–3 Liter!

**Bewegung:** Schwangerschaftsgymnastik, Spazierengehen, Schwimmen und Radfahren.

**Darmmassage:** Im Uhrzeigersinn langsam Ihren Bauch streicheln oder streicheln lassen.

**Koffein (1 Tasse Kaffee):** Kaffee, wohl dosiert, schadet Ihrem Baby nicht. Es gibt keine Studie, die beweist, dass Koffein in Maßen Ihrem Baby schadet oder Ihr Kind später hyperaktiv macht.

**Natürliche Abführmittel:** 1 EL Leinsamen oder Flohsamen unters Müsli mischen oder 1 Glas Sauerkrautsaft auf nüchternen Magen trinken.

**Trockenobst:** Muss mit viel Flüssigkeit aufgenommen werden und löst oft Blähungen aus (kann auch bei Milchzucker passieren).

### Heißhunger einfach ausbremsen

Heißhungerattacken und Gelüste auf bestimmte Lebensmittel sind schwangerschaftstypisch und manchmal kaum zu zügeln. Süßhungerattacken entstehen vermutlich durch einen zu niedrigen Blutzuckerspiegel bzw. durch die stärkeren Blutzuckerschwankungen während einer Schwangerschaft. Die ungebremste Lust auf Süßes lässt sich am besten durch regelmäßiges Essen lösen. 3 Hauptmahlzeiten und 3 Zwischenmahlzeiten pro Tag genügen, mit Letzterem ist 1 Stück Obst, 1 Joghurt oder auch 1 Tasse Kakao gemeint. Das reicht völlig aus und lässt sich einfach einplanen.

Gelüste, etwa auf saure Gurken, Dosenchampignons oder Senf, sind nicht weiter schlimm. Meine Theorie ist dazu, dass Sie eventuell einen Salzhunger haben. Junge Frauen und auch Schwangere essen zu wenig Salz. Salz gilt als ungesund, ist aber in der richtigen Menge wichtig, und solange Ihre Nieren intakt sind und Sie ausreichend trinken, spülen Sie überflüssiges Salz einfach aus. Salzen Sie Ihr Essen doch mal ein bisschen kräftiger oder, wenn Sie sehr viel Brot nur mit Butter essen, dann streuen Sie doch ein bisschen jodiertes und fluoriertes und mit Folsäure angereichertes Salz drauf. Übrigens: »salzarm« bei einer normalen Schwangerschaft zu essen, gilt als veraltete Regel.

## Gefährliche Keime im Essen

Auch wenn das Risiko gering ist, während der Schwangerschaft an einer Lebensmittelvergiftung zu erkranken, sollten Sie auf Nummer sicher gehen. In manchen Lebensmitteln können Keime vorkommen, die den Embryo schädigen. Die Infektionen heißen Toxoplasmose, Listeriose, Salmonelleninfektion und EHEC.

### Achtung: Listerien lauern nicht nur in Rohmilch

- Auf rohes Fleisch, rohen Fisch, ungekochte Muscheln und Rohmilch und Rohmilchprodukte verzichten.
- Generell bei Weich-, Schnitt- und Hartkäse die Rinde entfernen!
- Bei leicht verderblichen Lebensmitteln wie abgepackten servierfertigen Salaten, Brühwurstaufschnitt und Räucherfisch auf das Mindesthaltbarkeitsdatum achten und die Produkte in Vakuumverpackungen möglichst lange vor diesem Datum verbrauchen oder darauf verzichten.
- Zur Vermeidung einer nachträglichen Kontamination Hygieneregeln beachten: Hände vor der Zubereitung

und dem Essen gründlich mit Seife waschen.
- Ei, Fleisch und Fisch nur gekocht oder gebraten essen.
- Ein Brett oder einen Teller, auf dem rohes Geflügel lag, nicht weiter verwenden. Stets vorher heiß abwaschen oder in der Spülmaschine spülen.

Listerien sind weit verbreitet. Eine Infektion mit Listeria monocytogenes äußert sich in aller Regel mit grippeartigen Symptomen. Die Überlebens- und Vermehrungsfähigkeit von Listerien in Lebensmitteln ist von dem Herstellungsverfahren und den Lagerungsbedingungen abhängig. Kochen, Braten, Sterilisieren und Pasteurisieren tötet die Bakterien ab. In Lebensmitteln, die wenig Wasser, viel Salz oder Konservierungsstoffe enthalten oder sehr sauer sind (z. B. Sauerkraut, Mixed Pickles und Joghurt), ist eine Vermehrung nur noch verzögert oder überhaupt nicht mehr möglich.

## Toxoplasmose: Schmuseverbot mit der Hauskatze?

Solange Sie nicht schwanger sind, ist Toxoplasmose für Sie harmlos. Toxoplasma gondii ist ein winziger Parasit, der weit verbreitet ist. Er lebt in den Zellen vieler Säugetierarten und Vögel. Toxoplasmose wird über Katzenkot auf Nutztiere und bodennahes Obst und Gemüse übertragen. Der Mensch ist für den Erreger nur eine zufällige Zwischenstation. Um sich zu vermehren, braucht er eine Katze als Wirt. Im Lauf ihres Lebens kommen sehr viele Menschen mit den Winzlingen in Berührung: Im Alter von 30 Jahren hatte etwa jeder Dritte Kontakt mit diesem Krankheitserreger. Meist setzt sich der Körper unbemerkt mit dem Erreger auseinander. Selten äußert sich die Infektion mit grippeähnlichen Symptomen: geschwollenen Lymphknoten, Fieber, Abgeschlagenheit.

Ein Kontakt mit Toxoplasmen führt zu einer lebenslangen Immunität und verhindert erfolgreich weitere Infektionen. Der Frauenarzt lässt in der Regel Ihr Blut daraufhin untersuchen. In der Schwangerschaft kann die Toxoplasmoseinfektion unbehandelt zur Infektion des Ungeborenen führen. Die Folgen können eine Fehlgeburt, Hirnschädigungen oder Missbildungen sein. Aus diesem Grund ist es sinnvoll, bei nicht vorhandener Immunität gegen Toxoplasmose Folgendes zu beachten:

- Kein rohes Fleisch essen oder abschmecken, sondern Fleisch immer ausreichend lange erhitzen.
- Eine Zwischenstellung nehmen gepökelte und geräucherte oder luftgetrocknete Rohdauerwaren wie Rohschinken oder Salami ein; sie gelten gemeinhin als sicher. Nur unter bestimmten Umständen kann infektiöses Material erhalten bleiben. Ein Restrisiko bleibt. Wenn Sie sich gegen den Verzehr von Rohdauerwaren und Rohschinken entscheiden, kann ich das als Mutter nachvollziehen. Es kommt dadurch zu keiner Mangel- oder Fehlernährung, aber dafür zu mehr Sicherheit.
- Obst und Gemüse sorgfältig waschen.
- Nach der Berührung von rohem Fleisch, Obst und Gemüse gründlich die Hände waschen.
- Den Kontakt mit Katzenkot vermeiden und Familienangehörige bitten, das Katzenklo täglich mit heißem Wasser (mindestens 70 Grad) zu säubern und die Katze mit Dosen- oder Trockenfutter ernähren. Hände waschen nach dem Kontakt mit Katzen und nach beendeter Gartenarbeit. Oder Handschuhe bei der Arbeit mit Erde anziehen.

### EHEC – was diese Abkürzung bedeutet

EHEC ist die Bezeichnung für eine Gruppe von Bakterienstämmen (enterohämorrhagische Escherichia coli) aus dem Darm von Rindern, Schafen und Ziegen. Infektionen mit diesem Erreger können zu blutigen Durchfällen und in selteneren Fällen zu schweren Nierenschäden mit teilweise tödlichem Ausgang führen. Besonders gefährdet sind Schwangere. Hauptinfektionsquellen sind unerhitzte Milch (z. B. Rohmilch), rohes und unzureichend erhitztes Fleisch sowie Schmierinfektionen von Mensch zu Mensch. Und auch hier gelten dieselben Schutzmaßnahmen: Keine Rohmilch und Rohmilchprodukte essen sowie das Fleisch immer gut durchgaren. Und nicht vergessen: regelmäßiges Händewaschen und besondere Hygiene im Umgang mit Lebensmitteln und im Sanitärbereich.

### Salmonellen stecken nicht nur in Eiern

Salmonellose ist eine bakterielle Infektion, die durch verunreinigte Eier- und Geflügelgerichte verursacht wird. Schwangere sind für eine Salmonellose anfälliger als nichtschwangere Frauen.

Wenn Sie aber nicht besonders schwer an Salmonellose erkranken, besteht jedoch glücklicherweise kaum Gefahr, dass Ihr Baby geschädigt wird. An der Spitze der Infektionsverursacher stehen Geflügel – Huhn, Ente, Gans und Pute – und vor allem rohe Eier, z. B. in Eierschaum, Cremes, Konditoreiwaren, selbst gemachten Mayonnaisen und Speiseeis. Sie sind besonders durch eine hygienewidrige Behandlung – etwa durch ungekühlte und zu lange Aufbewahrung oder Lagerung oder entsprechende Bedingungen beim Transport – gefährdet. Während der Schwangerschaft sollten Sie daher auf Gerichte mit Roheianteil wie z. B. Tiramisu und Mousse au Chocolat verzichten. Das Geflügel muss gut durchgebraten sein, und es ist darauf zu achten, dass Sie sich die Hände gründlich mit Seife waschen und auch alle Küchenutensilien, die mit dem rohen Geflügel in Kontakt waren, heiß und mit Seife abspülen.

### Hepatitis A durch Muscheln?

Eine Infektion mit dem Hepatitis-A-Virus hat keinen Einfluss auf den Schwangerschaftsverlauf und die Entwicklung des Kindes. Bei schwerer mütterlicher Erkrankung kann es allerdings zur Frühgeburt kommen. Grundsätzlich können Hepatitisviren bei unhygienischer Zubereitung durch jedes Lebensmittel, aber auch durch Schmierinfektionen von Mensch zu Mensch übertragen werden. Etwa 40 Prozent der Mittelmeermuscheln sind mit Hepatitis A verseucht. Über Muscheln können die Viren den Menschen vor allem dann infizieren, wenn sie roh oder nicht ausreichend erhitzt verzehrt werden. Während beim Genuss roher Muscheln ein gesundheitliches Risiko nie sicher ausgeschlossen werden kann, gelten gekochte Muscheln als unbedenklich.

# Kleines Schwangerschafts-FAQ

Viele Dos and Don'ts zu Risiken in der Ernährung kursieren für die Zeit der Schwangerschaft und lassen manche Schwangere ratlos zurück. Hier die Antworten auf die wichtigsten Fragen:

## Wie ernähre ich mich als Vegetarierin richtig?

Wer sich schon vorher vegetarisch ernährt hat, muss jetzt nicht damit aufhören. Ausgewogen und abwechslungsreich sollte Ihr Speiseplan aussehen, um einem Mangel vorzubeugen. Denn viele Nährstoffe stecken in Fleisch oder Fisch. Der Mehrbedarf lässt sich jedoch auch über pflanzliche Kost decken. Mängel können zwar bei der Versorgung mit Vitamin D, Eisen, Jod und Zink auftreten – das gilt aber auch für Nichtvegetarierinnen. Anders als oft vermutet, kommen gerade Eisenmangelanämien bei Vegetariern nicht häufiger als bei Nichtvegetariern vor. Besonders achten sollten vegetarische Schwangere auf ausreichend Folsäure und Vitamin $B_{12}$. Vitamin $B_{12}$ ist in pflanzlichen Lebensmitteln nicht enthalten, aber in Milch und Eiern. Ernährungswissenschaftler empfehlen schwangeren Vegetarierinnen, ihren Nährstoffstatus regelmäßig überprüfen zu lassen. Wer diese Ratschläge befolgt, kann auch später als Vegetarierin sein Baby stillen, ohne eine Mangelversorgung für das Baby fürchten zu müssen.

## Kann ich mich während der Schwangerschaft vegan ernähren?

Bei einer veganen Ernährung kann es zu einer Unterversorgung mit Energie, Protein, Eisen, Kalzium, Jod, Zink, Vitamin $B_2$ (Riboflavin), Vitamin $B_{12}$ (Cobalamin) und Vitamin D kommen und die Zufuhr an Omega-3-Fettsäuren ist ebenfalls gering. In den USA gilt die vegane Ernährung in der Schwangerschaft überhaupt nicht als Problem. Dort geht man davon aus, dass Veganerinnen ausreichend Protein durch Soja zu sich nehmen. Den für die neuronale Entwicklung des Fötus tatsächlich riskanten Mangel an Vitamin $B_{12}$ können Nahrungsergänzungsmittel sichern. Auch Folsäure und Jod sollten substituiert werden. 1 EL Leinöl pro Tag sollte der Ersatz für die 2 Fischmahlzeiten in der Woche sein. Neben der Sojabohne sollten auch andere Hülsenfrüchte wie Linsen, Bohnen und Erbsen auf dem Speiseplan stehen, um die Eiweißversorgung bzw. Versorgung mit der Aminosäure Lysin zu sichern. Kalziumreiches Gemüse wie Brokkoli, Lauch, Fenchel, Grünkohl und Spinat ersetzt nicht optimal das Kalzium aus Milch, Milchprodukten und Käse und daher sollten Sie auch über die Einnahme von Kalziumtabletten nachdenken

### Darf ich Süßstoff verwenden?

Die gesundheitliche Unbedenklichkeit von Süßstoffen ist für werdende und junge Mütter ein großes Thema. Verschiedene Studien dazu zeigen, dass Süßstoffe keine schädliche Wirkung auf das Ungeborene haben. Als Mutter und Fachfrau rate ich Ihnen, Ihrem Gefühl zu folgen. Wer sich möglichst natürlich ernähren will, sollte auf Süßstoffe verzichten. Doch greifen Sie bitte auch niemanden an, wenn andere weiterhin aus Gewohnheit ihr Glas Cola light genießen. Jeder nach seiner Fasson.

### Muss ich auf Leber verzichten?

Obwohl Leber reich an Vitamin $B_6$ und auch Folsäure ist, sollte sie zumindest im ersten Drittel der Schwangerschaft nicht gegessen werden, da ihr zum Teil extrem hoher Vitamin-A-Gehalt fruchtschädigend sein kann. In den 90er-Jahren wurden erstmals sehr hohe Vitamin-A-Dosen in Leber von Tieren entdeckt, da ihr Futter mit Vitamin A angereichert worden war. Zwar wurden parallel die zulässigen Höchstmengen für Vitamin-A-Zusätze in Futtermitteln EG-weit gesenkt, doch noch immer rät die Deutsche Gesellschaft für Ernährung Schwangeren davon ab, insbesondere im ersten Trimester Leber zu essen.

### Bestehen Risiken bei Koffeinkonsum während der Schwangerschaft?

Ergebnisse epidemiologischer Untersuchungen lassen den Schluss zu, dass bei einem Genuss von 3 Tassen Kaffee pro Tag (unter 5–6 mg Koffein pro kg Körpergewicht pro Tag) während der Schwangerschaft keine negativen Wirkungen zu erwarten sind. Koffein ist ein Alkaloid (Methylxanthin), das in Kaffee- und Kakaobohnen, Teeblättern und anderen Pflanzen zu finden ist. Unter den Lebensmitteln enthält Kaffee die höchsten, aber auch die variabelsten Mengen an Koffein: Der Koffeingehalt hängt von der Röstung sowie von Art und Mischung der verwendeten Kaffeesorten, der Partikelgröße des Kaffeepulvers, dem Verhältnis von Pulver zu Wasser, der Brühmethode und der Brühdauer ab. Untersuchungen zum Koffeingehalt in Kaffee ergaben durchschnittliche Werte von 30–100 mg pro 100 ml.

### Wie gefährlich ist Alkohol während der Schwangerschaft?

Vermutlich ahnen Sie die Antwort bereits: Für Ihr Baby ist es am besten, wenn Sie während der Schwangerschaft auf jeglichen Alkohol verzichten. Doch viele werdende Mütter haben ein schlechtes Gewissen, weil sie Alkohol getrunken haben, als sie noch nicht wussten, dass sie schwanger sind. Doch die gute Nachricht ist: In den ersten 2–3 Wochen nach der Zeugung verfährt die Natur nach dem Alles-oder-nichts-Prinzip. Sind die Zellanlagen des Fötus, sei es durch Alkohol, Medikamente, Nikotin oder Krankheiten geschädigt, sterben sie ab und es kommt zu einer sehr frühen Fehlgeburt, die wie eine verspätet einsetzende Blutung erlebt wird. Bleiben Sie schwanger, ist das der beste Beweis, dass dem heranwachsenden Baby der promillelastige Abend nicht geschadet hat. Doch ab jetzt feiern Sie nur noch mit alkoholfreiem Sekt!

### Werden Sie Fan von Kräutertees!

Trinken Sie über den Tag verteilt 1 bis 1½ Liter zusätzlich: Mineralwasser, Früchte- und Kräutertee, Rooibostee. Werden Sie zum Teetrinker und -genießer! Die vielen leckeren Kräutertees, die wirklich frisch und fruchtig schmecken, machen Ihnen das Kräuterteetrinken leicht. Und wenn das Trinken und Entdecken von Kräutertees Ihnen Spaß macht, werden Sie spielend die gewünschte Menge von 1,5 Litern am Tag trinken. Meine Hebamme empfahl mir, ab der 34. Schwangerschaftswoche Brombeertee zu trinken. Er soll die Geburt erleichtern. Ob das wirklich stimmt, mag ich im Nachhinein nicht beurteilen, aber mir hat der Tipp mental sehr geholfen.

### Darf ich Wurst und geräucherten Lachs aus eingeschweißten Packungen essen?

Das Bundesinstitut für Risikobewertung ist verpflichtet, darauf hinzuweisen, wenn die Untersuchungsämter krankmachende Keime in erhöhter Zahl, und das in einer großen Menge, feststellen und melden oder auch, wenn die Unternehmen oder Handelsketten durch eine Selbstanzeige auf sich und eine erhöhte pathogene Keimzahl aufmerksam machen. Dies geschah z.B. 2000 beim Harzer Roller, der in einer Charge erhöhte Listerienmengen enthielt. Auch ist 2011 in einer europaweiten Studie festgestellt worden, dass Räucherfische oft einen zu hohen Listeriengehalt haben. Generell muss man daher nicht auf abgepackte Ware während der Schwangerschaft verzichten. Es wird empfohlen, diese Produkte möglichst schnell und nicht kurz vor Ende des Mindesthaltbarkeitsdatums zu verzehren.

### Kann ich mit Bitter Lemon und Tonic Water meinen Durst löschen?

Tut mir leid, leider nicht. Ich weiß, die leicht bitter schmeckenden Getränke sind gerade in den Sommermonaten beliebt und für viele Schwangere ein Ersatz für das Glas Sekt, Wein oder Bier. Doch gerade Schwangere sollten die Finger von diesen chininhaltigen Getränken lassen. Chinin ist ein aus der Rinde des Chinarindenbaumes gewonnenes, kristallines Pulver. In der Medizin wird dieses Alkaloid zur Behandlung von Malaria und nächtlichen Wadenkrämpfen eingesetzt. Da Chinin wehenanregend wirkt, werden Schwangeren keine chininhaltigen Medikamente verschrieben. Zudem kann Chinin während der Schwangerschaft durch das Hervorrufen von Hyperinsulinämie (zu viel Insulin im Blut) und Hypoglykämie (Unterzuckerung) ernsthafte Komplikationen verursachen. Alkoholfreie Erfrischungsgetränke dürfen maximal 85 mg Chinin pro Liter enthalten. Neugeborene, deren Mütter während der Schwangerschaft täglich 60 mg Chinin aufnahmen (ca. 1 l Tonic Water), leiden an Entzugserscheinungen. Aufgrund der guten Plazentadurchlässigkeit werden fötale Chininblutspiegel erwirkt, die Folgen auf den ungeborenen Organismus haben. Bei den Neugeborenen wurde nervöses Zittern und in ihrem Urin Chinin festgestellt. Um eine konkrete Risikobewertung abzugeben, sind die wissenschaftlichen Kenntnisse auf diesem Gebiet derzeit noch unzureichend. Lassen Sie daher die Bitterlimonaden weg.

Reich an ß-Carotin

## Melonen-Shake »deep blue«

Für 1 Person • geht schnell
10 Min.

300 g Honigmelone • 100 g Blaubeeren • 150 g Dickmilch • 1 TL Ahornsirup

- Die Honigmelone schälen und entkernen, dann in mundgerechte Würfel schneiden. Die Blaubeeren waschen und trockentupfen.

- Dickmilch mit dem Ahornsirup glatt rühren und alle Zutaten miteinander vermengen.

**Nährwerte pro Portion**

›250 kcal ›10 g E ›5 g F ›36 g KH

Reich an ß-Carotin

## Orangeroter Smoothie

Für 1 Person • exotische Zutaten
10 Min.

½ Mango • 1 Orange • 150 g Himbeeren • 150 ml Milch

- Mango schälen, das Fruchtfleisch vom Stein schneiden und grob würfeln. Die Orange halbieren, eine dünne Scheibe abschneiden und den Rest auspressen. Himbeeren verlesen und vorsichtig abbrausen.

- Mangostücke mit Orangensaft, Himbeeren und Milch pürieren. Mit der Orangenscheibe garnieren.

**Nährwerte pro Portion**

›270 kcal ›9 g E ›5 g F ›45 g KH

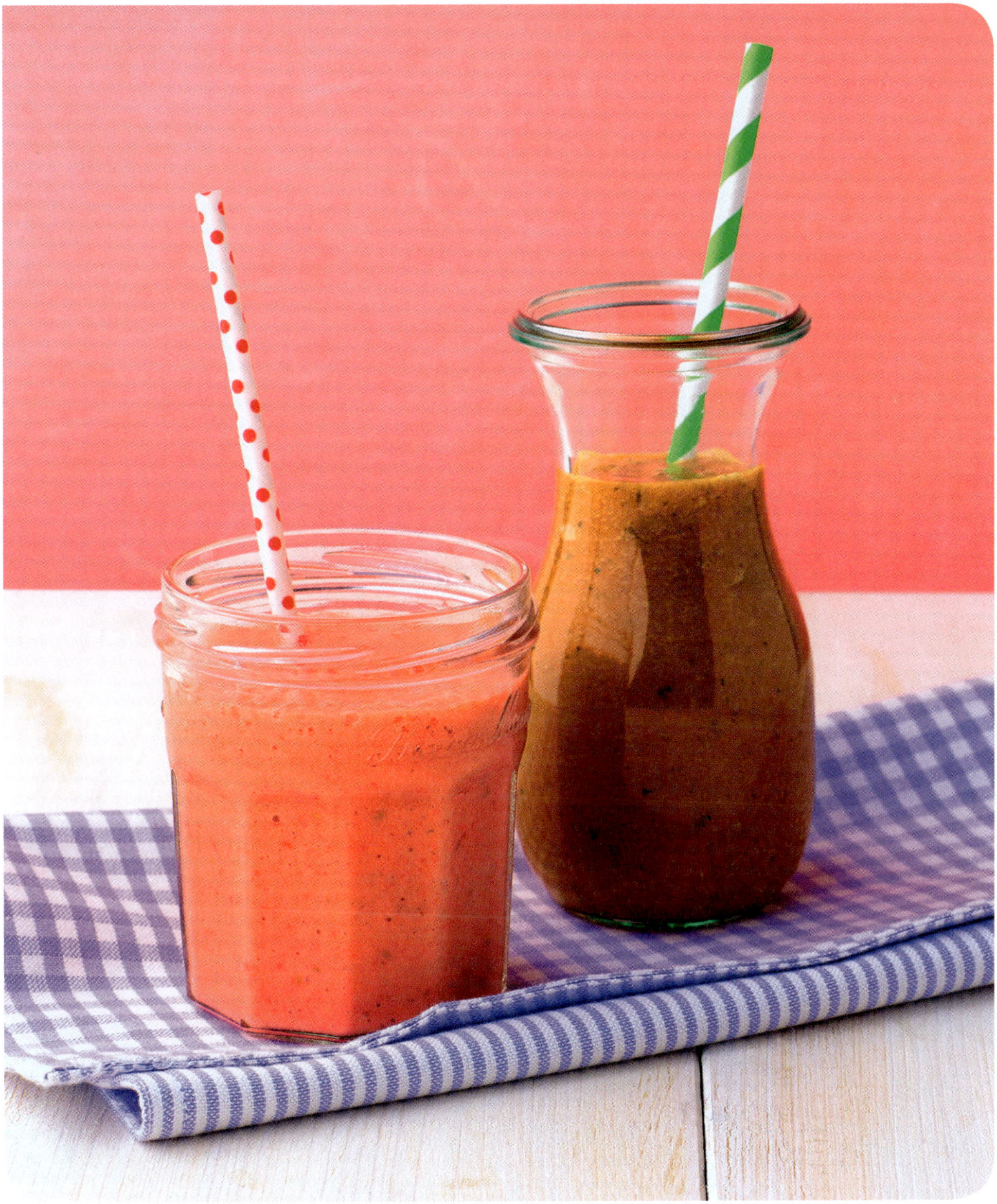

Reich an Folsäure

## Himbeertoast mit Frischekick

Für 1 Person • geht schnell
15 Min.

1 EL Mandelblättchen • 50 g Himbeeren • 2–3 Blättchen Minze • etwas Zimt • 1 TL Ahornsirup • 3 Scheiben Vollkorntoast • ½ TL Butter

● Die Mandelblättchen ohne Fett in einer beschichteten Pfanne rösten. Die Himbeeren in stehendem Wasser vorsichtig waschen, trocken tupfen und mit einer Gabel zerdrücken. Die Minze fein hacken und unter die Beeren mischen. Das Mus mit Zimt und Ahornsirup abschmecken.

● Die getoasteten Brotscheiben zuerst dünn mit Butter und dann mit dem Himbeermus bestreichen. Mit den Mandelblättchen bestreuen.

**Nährwerte pro Portion**
›240 kcal ›6 g E ›8 g F ›35 g KH

**Tipp** Minze wohl dosiert wirkt beruhigend und lindert Anspannungen.

Reich an Vitamin $B_2$

## Nussiges Bircher-Müsli

Für 1 Person • geht schnell
10 Min.

3–5 EL Haferflocken • 100 ml Vollmilch • 1 Apfel • 3 EL Joghurt • 1 TL Honig • 1 TL gehobelte Haselnüsse • 1 TL Rosinen

● Die Haferflocken in der Milch quellen lassen.

● Währenddessen den Apfel waschen, in Viertel schneiden und das Kerngehäuse entfernen. Den Apfel mit Schale auf einer Gemüseraspel reiben.

● Die Apfelraspel zusammen mit Joghurt und Honig, den Haselnüssen und Rosinen unter die Haferflocken mengen.

**Nährwerte pro Portion**
›360 kcal ›10 g E ›15 g F ›45 g KH

**Tipp** Haferflocken regulieren den Blutzuckerspiegel, da die Kohlenhydrate langsam und gleichmäßig ins Blut übergehen. Sie beugen Heißhungerattacken vor und lindern Übelkeit.

Reich an Magnesium

# Mandelmus mit frischem Ingwer

Für 1 Schraubglas • braucht etwas mehr Zeit
⏲ 1 Std.

- 200 g Mandeln
- 1 EL Rapsöl
- 1 Stück Ingwer (2 cm)

● Mandeln in eine Schüssel geben und mit kochendem Wasser überbrühen. Mindestens 20 Minuten stehen lassen. Dann löst sich die Schale und die Mandeln lassen sich einfach aus der Schale drücken.

● Den Backofen auf 125 Grad vorheizen, die Mandeln darin 20 Minuten trocknen und etwas anrösten lassen. Danach die Mandeln lauwarm abkühlen lassen. Die Mandeln in ein hohes Gefäß oder einen Mixer geben und pürieren. Zwischendurch immer wieder pausieren, damit die Paste nicht heiß wird. Die Mandeln auf diese Weise in Etappen feiner und feiner mahlen.

● Über die pastenartige Zwischenstufe wird die Masse durch weiteres Pürieren zum Mus. Während der Pastenphase das Öl hinzufügen. Den Ingwer schälen, grob hacken und ebenfalls mitpürieren.

● Das fertige Mus im Kühlschrank aufbewahren. Es hält sich mehrere Wochen.

**Nährwerte pro Portion**
›110 kcal ›4 g E ›10 g F ›1 g KH

**Tipp** Mandeln schützen vor Stimmungsschwankungen.

Reich an Vitamin E

# Supersaftige Rübli-Muffins

Für 12 Stück • preisgünstig
45 Min.

- 200 g Möhren
- 1 großer Apfel
- Saft von ½ Zitrone
- 2 Eier
- 100 ml Rapsöl
- 150 g Zucker
- 100 g Joghurt
- 3 TL Backpulver
- 250 g Dinkelvollkornmehl
- 1 Pr. Jodsalz

● Die Möhren waschen, putzen, schälen und reiben. Den Apfel schälen, vierteln und in kleine Würfel schneiden. Mit dem Zitronensaft beträufeln. Die Eier in einer Schüssel verquirlen. Öl, Zucker und Joghurt dazugeben und alles gründlich miteinander verrühren.

● Den Backofen auf 180 Grad vorheizen. Backpulver, Mehl und Salz vermischen. Mehlmischung zur Eier-Öl-Masse geben und verrühren. Zum Schluss die Möhrenraspel und Apfelstückchen unterheben.

● Je 2 Papierförmchen in ein Muffinblech setzen und jeweils etwa dreiviertelhoch mit dem Teig füllen. Im vorgeheizten Ofen etwa 25 Min. backen. Das Blech aus dem Ofen nehmen und die Muffins etwa 5 Min. ruhen lassen. Auf einem Kuchengitter abkühlen lassen.

**Nährwerte pro Portion**
›230 kcal ›4 g E ›10 g F ›28 g KH

**Tipp** Der hohe Ballaststoffanteil der Muffins sorgt für eine langanhaltende Sättigung. Die Kohlenhydrate gelangen nur langsam und gleichmäßig verteilt ins Blut und halten damit den Blutzuckerspiegel stabil.

Reich an ß-Carotin

## Gemüsesaft »querbeet«

Für 1 Person • preisgünstig
10 Min.

¼ Salatgurke • 2 EL Küchenkräuter, gehackt • 100 ml Tomatensaft • 50 ml Möhrensaft • 1 TL Olivenöl

- Die Gurke schälen und in grobe Stücke schneiden.

- Zusammen mit den Kräutern, dem Tomaten- und Möhrensaft und Öl in ein hohes Gefäß geben und fein pürieren.

**Nährwerte pro Portion**
›130 kcal ›2 g E ›11 g F ›7 g KH

Reich an Folsäure

## Asia-Ente mit Wokgemüse

Für 2 Personen • gelingt leicht
30 Min.

2 Möhren • 200 g Brokkoli • ½ Bund Frühlingszwiebeln • 1 Stück Ingwer • 1 Entenbrust à 300 g • 1 EL Rapsöl • 4 EL Sojasauce • 1 TL Sesam

- Das Gemüse waschen und putzen. Möhren in Scheiben schneiden, Brokkoli in Röschen teilen und den Strunk in Stücke schneiden. Frühlingszwiebel in 3 cm lange Stücke schneiden. Ingwer schälen und fein hacken. Entenbrust abspülen, trocken tupfen und die Haut vom Fleisch lösen. Das Fleisch in dünne Streifen schneiden.

- Das Gemüse im Öl bissfest dünsten und mit Sojasauce abschmecken. Gemüse herausnehmen. Fleisch und Sesam unter ständigem Rühren braten. Das gegarte Gemüse und den Ingwer hinzugeben und kurz erhitzen.

**Nährwerte pro Portion**
›500 kcal ›39 g E ›35 g F ›9 g KH

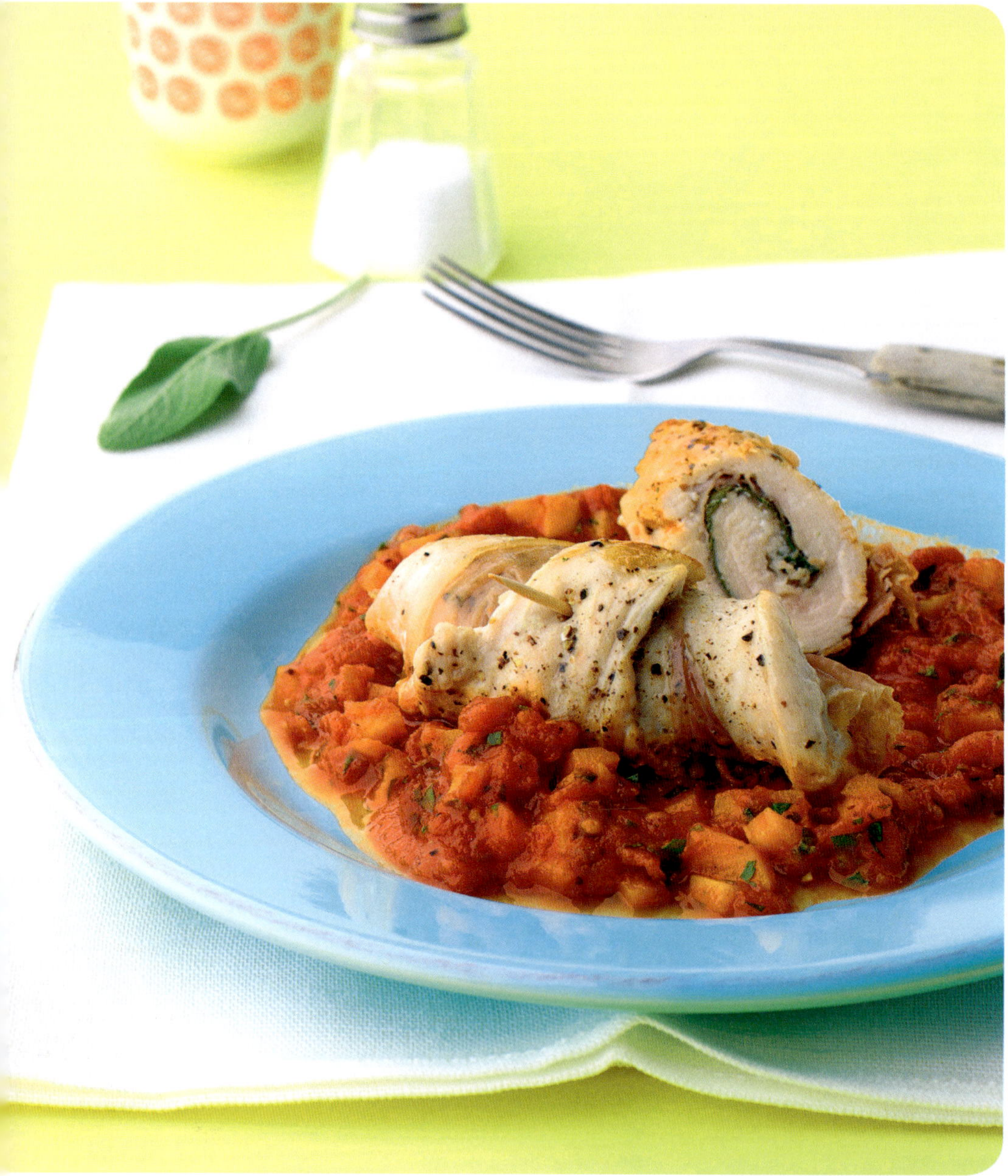

Reich an Eisen

# Putenröllchen alla Parma

Für 2 Personen • gut vorzubereiten
40 Min.

- 4 Putenschnitzel à 80 g, vom Metzger sehr dünn geklopft
- Jodsalz, Pfeffer, frisch gemahlen
- 4 große Salbeiblätter
- 4 Scheiben Parmaschinken
- 2 Möhren
- 1 EL Olivenöl
- 250 g stückige Tomaten
- 2 EL Sahne
- ½ TL Zucker
- 3 EL Petersilie, fein gehackt

● Die Putenschnitzel salzen und pfeffern. Salbei waschen und trocken tupfen. Jedes Schnitzel mit einer Scheibe Parmaschinken und einem Blatt Salbei belegen, aufrollen und mit Zahnstochern zusammenstecken.

● Die Möhren waschen, schälen und fein würfeln. Die Röllchen im heißen Öl von allen Seiten hellbraun anbraten, dann herausnehmen. Die Möhrenwürfel im Bratensatz andünsten und die Tomaten dazugeben. Die Hitze reduzieren, die Fleischröllchen in die Sauce legen und zugedeckt etwa 15 Min. garen.

● Das Fleisch aus der Sauce nehmen und die Sauce mit Sahne, Salz, Zucker, Pfeffer und Petersilie abschmecken. Die Fleischröllchen zusammen mit der Tomatensauce auf 2 Tellern anrichten.

**Nährwerte pro Portion**
›290 kcal ›42 g E ›10 g F ›8 g KH

Reich an B-Vitaminen

# Hähnchenbrust im Kartoffel-Gemüse-Beet

Für 2 Personen • braucht etwas mehr Zeit

1 Std.

- 400 g kleine Kartoffeln
- 1 Zweig Rosmarin
- 1 TL Olivenöl
- 2 Maishähnchenbrüste Supreme
- Jodsalz, Pfeffer, frisch gemahlen
- Paprikagewürz
- 2 kleine Zucchini
- 200 g Kirschtomaten
- 1 TL frischer Thymian

● Den Backofen auf 200 Grad vorheizen. Die Kartoffeln bürsten und halbieren. Rosmarinnadeln vom Zweig zupfen. Eine flache Auflaufform mit Öl einpinseln und die Kartoffeln mit dem Rosmarin darin verteilen. Das Fleisch waschen, trocken tupfen und mit Salz, Pfeffer und Paprika einreiben. Zwischen die Kartoffeln legen und 25 Min. backen.

● Zucchini waschen, putzen und in längliche Streifen schneiden. Die Tomaten waschen und mit einem Zahnstocher anpieksen. Das Gemüse in die Auflaufform geben und weitere 20 Min. backen. Vor dem Servieren den frischen Thymian über das Gericht verteilen.

**Nährwerte pro Portion**

›490 kcal ›34 g E ›23 g F ›35 g KH

Reich an Eisen

# Grünes Risotto mit gegrillten Kirschtomaten

Für 2 Personen • preisgünstig

45 Min.

- 300 g tiefgekühlter Blattspinat
- 1 Zwiebel
- 1 Knoblauchzehe
- 1 EL Olivenöl
- 160 g Risottoreis
- 300–400 ml Gemüsebrühe
- Jodsalz, Pfeffer, frisch gemahlen
- Muskatnuss, frisch gerieben
- 8 Kirschtomaten
- 1 TL Thymian
- 50 g Parmesan, gerieben
- 1 EL Butter

● Blattspinat auftauen lassen, ausdrücken und grob hacken. Zwiebel und Knoblauch schälen und fein würfeln. Das Öl in einem Topf erhitzen, die Zwiebel darin glasig dünsten. Knoblauch und Reis nacheinander hinzufügen und dünsten, bis der Reis glasig ist.

● Die Brühe zum Kochen bringen und nach und nach zum Reis geben. Dabei ständig rühren und so lange Brühe hinzufügen, bis der Reis fast gar ist. Dann den Spinat dazugeben, salzen, pfeffern und mit einer guten Prise Muskatnuss würzen.

● Die Kirschtomaten waschen, halbieren und auf ein mit Backpapier ausgelegte Blech mit der Schnittfläche nach oben setzen. Mit Thymian bestreuen, salzen und mit 2 EL Parmesan bestreuen. Unter dem Backofengrill 5 Min. grillen.

● Zum Schluss den Parmesan und die Butter unterheben, abschmecken und die gegrillten Kirschtomaten daraufsetzen und sofort servieren.

**Nährwerte pro Portion**

›570 kcal ›19 g E ›23 g F ›70 g KH

Reich an Folsäure

# Rosinen-Kokos-Gemüsereis

Für 2 Personen • gelingt leicht
40 Min.

- 100 g Basmatireis
- Jodsalz
- 1 kleine Zwiebel
- 1 Knoblauchzehe
- 1 Tomate
- 1 EL Rapsöl
- 1 EL Curry
- 3 EL Cashewkerne
- 3 EL Rosinen
- 150 g tiefgekühlte Erbsen
- 1 Pr. Zucker
- Zitronensaft
- 50 g frisches Kokosnussfleisch
- 1 TL Schwarzkümmel

● Reis in Salzwasser garen und in einem Sieb abgießen. Zwiebel und Knoblauch pellen und würfeln. Tomate waschen, putzen und fein würfeln. Zwiebeln und Knoblauch im heißen Öl glasig dünsten.

● Curry, Cashewkerne, Rosinen, Erbsen und Tomaten dazugeben und 5 Min. dünsten. Reis unter das Gemüse mischen, mit Salz, Zucker und Zitronensaft abschmecken.

● Kokosnussfleisch in dünne Späne hobeln, mit dem Gemüsereis und mit Schwarzkümmel bestreut auf Tellern anrichten.

**Nährwerte pro Portion**

›470 kcal ›12 g E ›19 g F ›62 g KH

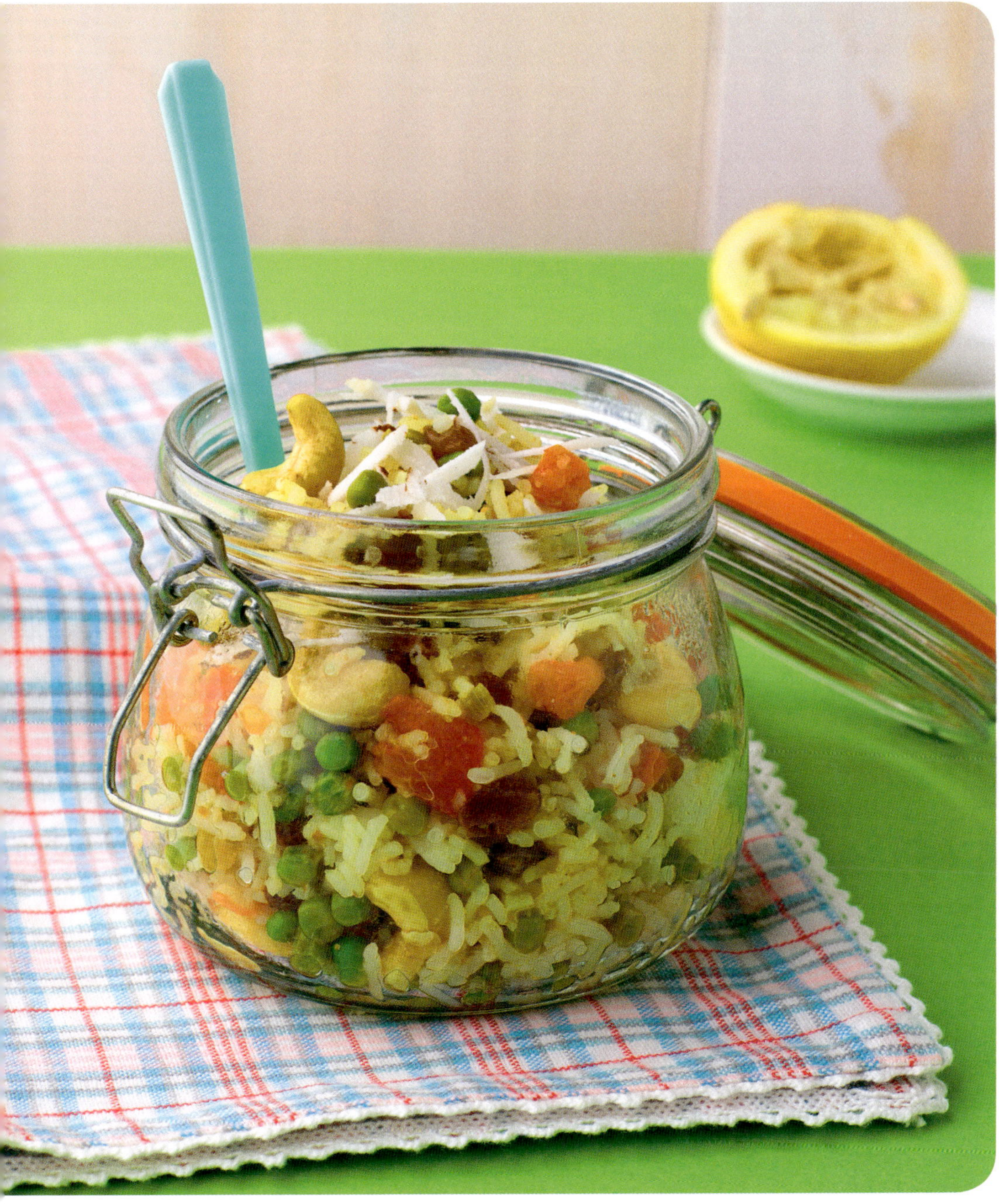

Reich an ß-Carotin

# Orangenmöhren auf Ricotta-Knuspersalat

Für 2 Personen • gelingt leicht
30 Min.

- 400 g junge Möhren
- 50 g Pflücksalat
- 1 Bio-Orange
- 4 Pimentkörner
- 4 Zweige Zitronenthymian
- 2 EL Haselnussblättchen
- 40 g Zucker
- 3 EL Olivenöl
- grobes Meersalz
- 1 TL Chiliflocken
- 125 g Ricotta

● Die Möhren putzen, schälen und längs halbieren. Salat waschen und gut trocken schleudern. Schale von der Orange fein abreiben, danach die Orange auspressen. Die Thymianblättchen von den Stielen zupfen. Piment im Mörser grob zerstoßen.

● Die Nüsse in einer Pfanne ohne Fett goldbraun rösten. Auf einem Bogen Backpapier verteilen. Zucker in einem weiten Topf langsam erhitzen, bis er schmilzt und goldbraun karamellisiert. Dabei nicht rühren, den Topf nur leicht hin- und herschwenken. Karamell in Streifen über den Haselnüssen verteilen und auskühlen lassen.

● Das Öl in einer großen Pfanne erhitzen. Die Möhren darin bei mittlerer Hitze rundherum anbraten. Mit Salz, Thymian, Chiliflocken, Piment und 1 TL Orangenschale würzen. Mit Orangensaft ablöschen. Unter Wenden 6–8 Minuten köcheln lassen.

● Die Möhren auf dem Salat anrichten, mit dem Sud beträufeln. Ricotta in Scheiben schneiden und darauf verteilen. Mit Haselnusscrunch bestreut servieren.

**Nährwerte pro Portion**

›430 kcal ›15 g E ›25 g F ›35 g KH

Reich an Kalium

# Ratatouille aus dem Ofen

Für 2 Personen • braucht etwas mehr Zeit
1 Std.

- 1 Zwiebel
- 1 rote Paprikaschote
- 1 grüne Paprikaschote
- 2 Fleischtomaten
- 1 kleine Aubergine
- 1 kleine Zucchini
- 3 EL Olivenöl
- 100 g Reis
- 100 g Sahne
- 50 g Crème fraîche
- 1 EL Speisestärke
- 50 g Parmesan, frisch gerieben
- 5 EL glatte Petersilie, gehackt

● Die Zwiebel schälen und fein würfeln. Das Gemüse waschen und putzen. Paprikaschoten in Streifen schneiden. Tomaten über Kreuz einritzen, kurz überbrühen, abschrecken und häuten, dann in Scheiben schneiden. Auberginen und Zucchini in ½ cm dicke Scheiben schneiden.

● 1 TL Öl in einem Topf erhitzen, die Zwiebelwürfel darin dünsten. Den Reis dazugeben und glasig dünsten, dann mit 200 ml Wasser aufgießen. Salzen und etwa 10 Min. ausquellen lassen (der Reis soll nur angekocht sein).

● Auberginen- und Zucchinischeiben im restlichen Öl kurz anbraten und mit Salz und Pfeffer würzen. Den Backofen auf 200 Grad vorheizen und eine Auflaufform einfetten. Den Reis samt Kochwasser in der Auflaufform verteilen, die Gemüsestücke dachziegelartig so dicht wie möglich darauf verteilen.

● Sahne, Crème fraîche und Stärke, Parmesan und die Hälfte der Petersilie verrühren und mit Salz und Pfeffer würzen. Die Sauce über den Auflauf gießen, mit Käse bestreuen und auf mittlerer Schiene etwa 40 Min. backen. Mit der restlichen Petersilie bestreuen.

**Nährwerte pro Portion**
›680 kcal ›19 g E ›41 g F ›58 g KH

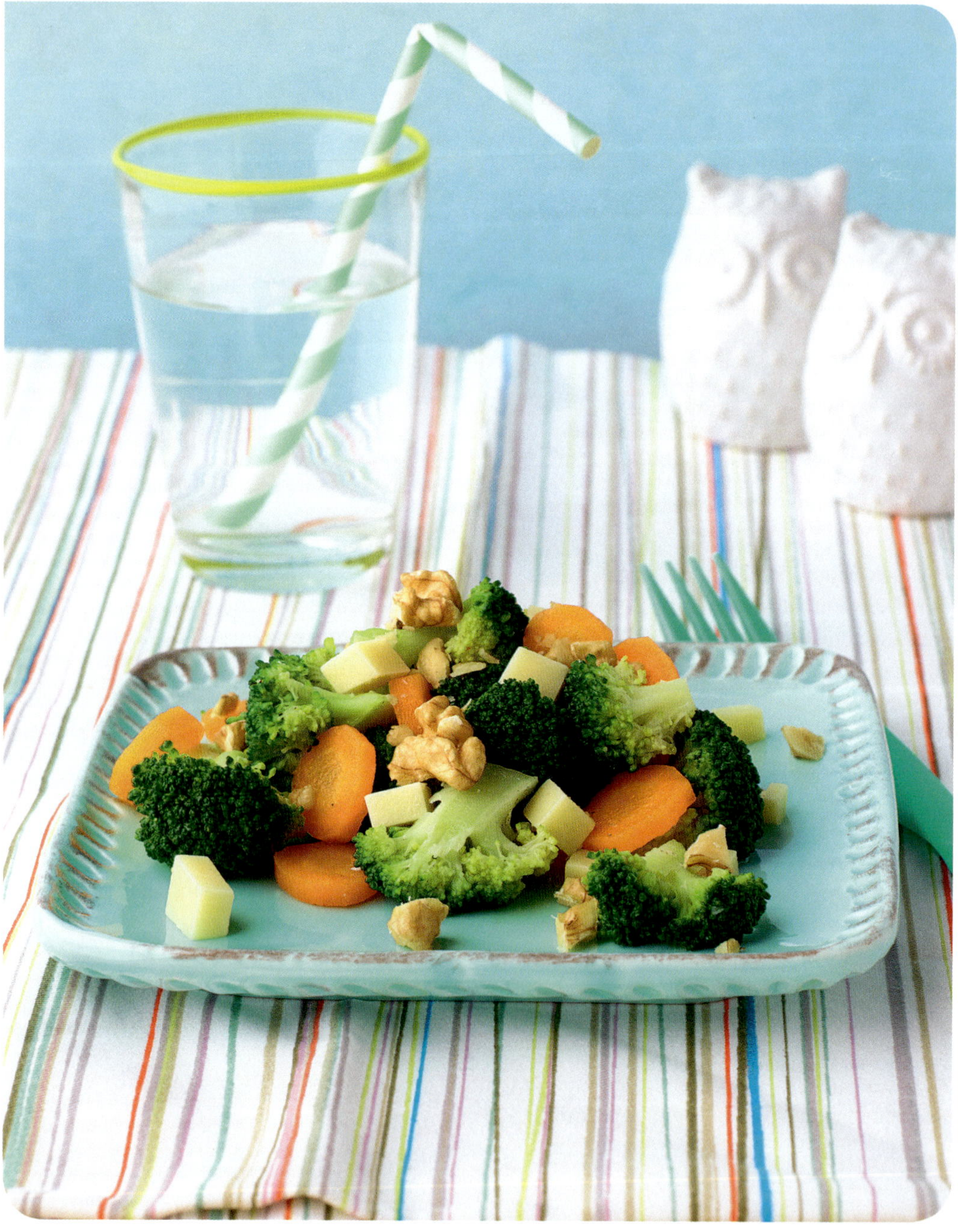

Reich an Folsäure

# Appenzeller Gemüsesalat mit Walnüssen

Für 2 Personen • gut vorzubereiten

25 Min.

- 500 g Brokkoli
- 2 Möhren
- Jodsalz, Pfeffer, frisch gemahlen
- 3 EL Weißweinessig
- 1 TL Senf
- ½ TL Zucker
- 3 EL Walnussöl
- 100 g Appenzeller
- 2 EL Walnüsse, gehackt

● Gemüse waschen und putzen. Brokkoli in Röschen teilen. Den Strunk schälen und in Scheiben schneiden. Die Möhren in Scheiben schneiden. Brokkoli und Möhren in wenig Salzwasser 5 Min. garen, abtropfen lassen und dabei 2 EL Kochwasser auffangen.

● Kochwasser mit Essig, Salz, Pfeffer, Senf und Zucker verrühren. Das Öl unterschlagen.

● Käse in Würfel schneiden. Alle Salatzutaten in eine Schüssel geben. Die Marinade untermischen und den Salat etwa 10 Min. durchziehen lassen und mit Walnüssen bestreuen.

**Nährwerte pro Portion**

›430 kcal ›20 g E ›33 g F ›11 g KH

Reich an Jod

# Wildlachs mit gewürfelten Béchamel-Kartoffeln

Für 2 Personen • geht schnell
30 Min.

- 400 g Kartoffeln
- Jodsalz, Pfeffer, frisch gemahlen
- Muskatnuss, frisch gerieben
- 1 Zwiebel
- 1 EL Butter
- 1 EL Weizenmehl
- 150 ml Brühe
- 5 EL Sahne
- 2 Wildlachsfilets à 150 g (MSC-Siegel)
- 1 EL Olivenöl
- 3 EL Petersilie, fein gehackt

● Kartoffeln waschen, schälen, grob würfeln und in Salzwasser etwa 10 Min. garen. Die Zwiebel pellen, fein hacken und in der Hälfte der Butter glasig dünsten. Mehl dazugeben, anschwitzen und mit Brühe und Sahne ablöschen. Einmal aufkochen lassen, die Kartoffeln dazugeben und etwa 10 Min. köcheln lassen. Mit Salz, Pfeffer und Muskat würzen.

● Den Fisch abspülen und trocken tupfen, mit Salz und Pfeffer würzen. Restliche Butter mit dem Öl in einer Pfanne erhitzen und das Fischfilet darin von beiden Seiten etwa 3 Min. braten.

● Fisch mit den Kartoffeln anrichten und mit Petersilie bestreuen.

**Nährwerte pro Portion**

›560 kcal ›34 g E ›31 g F ›36 g KH

Reich an Eisen

# Exotischer Feldsalat mit Hähnchenbruststreifen

Für 2 Personen • gut vorzubereiten

15 Min.

- 150 g Hähnchenbrustaufschnitt
- ½ Mango
- 1 Kiwi
- 100 g Feldsalat
- 3 EL Zitronensaft
- 2 EL Rapsöl
- 3 EL Joghurt
- Jodsalz, Pfeffer, frisch gemahlen
- ½ TL Zucker

● Den Hähnchenbrustaufschnitt in feine Streifen schneiden. Das Obst schälen. Das Fruchtfleisch vom Kern der Mango schneiden und würfeln. Kiwi in Scheiben schneiden. Feldsalat waschen, putzen und trocken schleudern.

● Aus Zitronensaft, Öl und Joghurt eine Marinade rühren. Mit Salz, Pfeffer und Zucker abschmecken. Die Salatzutaten in eine Schüssel geben und die Marinade unterheben.

**Nährwerte pro Portion**

›260 kcal ›20 g E ›12 g F ›16 g KH

Reich an Kalzium

# Burger »Lecker Gemecker«

Für 2 Personen • geht schnell

⏲ 20 Min.

- 2 Mehrkorn-Toast-Brötchen
- 1 Fleischtomate
- 2 Thymianzweige
- Jodsalz, Pfeffer, frisch gemahlen
- 50 g Ziegenfrisch-käserolle
- 60 g Rucola
- 1 EL Olivenöl
- 1 EL Balsamessig

● Den Backofengrill vorheizen. Die Brötchen teilen und je eine Hälfte auf ein Backblech legen. Die Tomate waschen und aus der Mitte zwei gleich große Scheiben schneiden. Den Rest in Würfel schneiden. Die Tomatenscheiben auf die Brötchen legen, die Thymianblättchen darauf verteilen, das Ganze pfeffern.

● Käse in 2 dünne Scheiben schneiden, auf die Brötchenhälften legen und etwa 5 Min. gratinieren. Rucola waschen und trocken schleudern. Mit den Tomatenstückchen auf zwei Tellern anrichten. Mit Öl, Essig beträufeln und mit Salz und Pfeffer würzen.

● Die restlichen Brötchenhälften im Toaster toasten. Die gratinierten Brötchen auf einen Teller setzen und jeweils die andere Brötchenhälfte daraufsetzen.

**Nährwerte pro Portion**

›200 kcal ›8 g E ›12 g F ›13 g KH

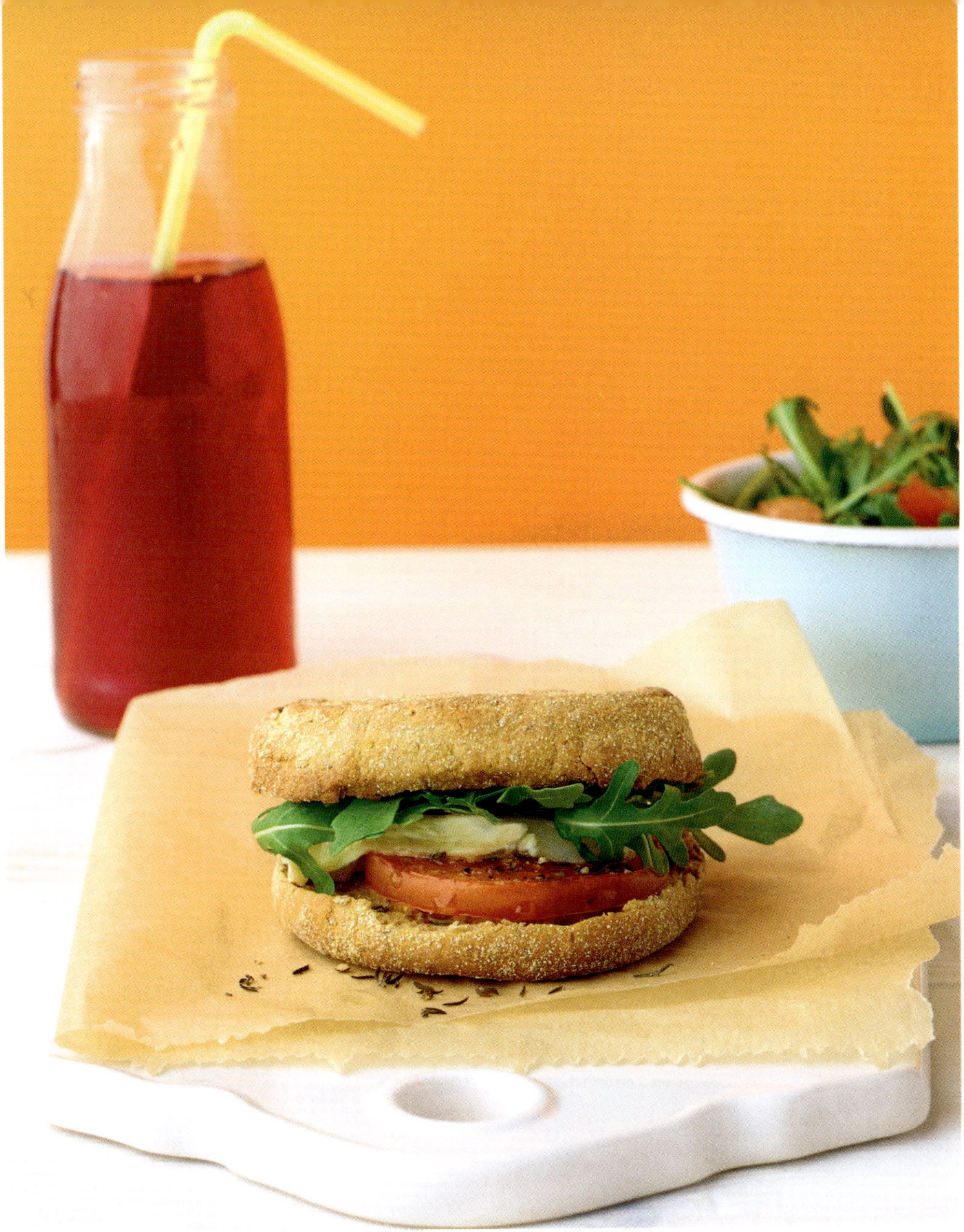

Reich an Magnesium

# Griechische Pfanne mit Reisnudeln

Für 2 Personen • gelingt leicht
40 Min.

- 1 Knoblauchzehe
- 1 Zucchini
- 1 Glas Artischockenherzen (Abtropfgewicht 180 g)
- 300 g griechische Reisnudeln
- Jodsalz, Pfeffer, frisch gemahlen
- 2 EL gehobelte Mandeln
- 2 EL Butter
- ½ Bund Petersilie
- 1 Zweig Thymian
- 2 EL Olivenöl
- 100 g Schafskäse

● Knoblauch abziehen und fein hacken. Zucchini waschen, putzen, würfeln oder in Streifen schneiden. Artischocken abtropfen lassen, vierteln. Reisnudeln nach Packungsangabe in Salzwasser gar kochen.

● Mandeln und Knoblauch in 1 EL heißer Butter andünsten, herausnehmen. Zucchini und Artischocken im Bratfett mit 1 EL Butter anrösten. 5–7 Minuten unter Rühren fertig garen. Salzen und pfeffern. Reisnudeln abgießen und unterheben.

● Petersilien- und Thymianblättchen abzupfen, mit Knoblauch-Mischung und Olivenöl verrühren. Mit den Nudeln mischen. Käse zerbröckeln und über die Nudeln streuen.

**Nährwerte pro Portion**
›600 kcal ›13 g E ›29 g F ›67 g KH

**Tipp** Artischocken sind reich an Mineralien, die den Kreislauf anregen und die Knochenbildung fördern.

Reich an B-Vitaminen

# Schwarze-Bohnen-Bratlinge im Maischips-Kleid

Für ca. 10 kleine Bratlinge • gut vorzubereiten
50 Min.

- 100 g schwarze Bohnen aus der Dose
- ½ EL Mayonnaise
- 1 EL Tomatensalsa mit Tomatenstückchen
- 1 Frühlingszwiebel
- 1 Stange Sellerie
- ½ rote, gelbe oder orangefarbene Paprika
- Jodsalz, Pfeffer, frisch gemahlen
- 100 g Maischips, zerkleinert
- 2–4 EL Olivenöl

● Die Hälfte der schwarzen Bohnen in einem Mixer pürieren, dann Mayonnaise und Tomatensalsa untermengen. Frühlingszwiebel, Sellerie und Paprika waschen, trocken tupfen, putzen und fein würfeln. Alles zusammen in eine Schüssel geben und verrühren. Mit Salz und Pfeffer abschmecken, die Hälfte der Maischips hinzugeben und kalt stellen, bis die Masse fest wird.

● Den Ofen auf 175 Grad vorheizen. Aus der Bohnenmischung kleine Kugeln formen, flach drücken und in den restlichen Maischips wälzen. Öl in einer Pfanne erhitzen und die Bohnenbratlinge darin bei mittlerer Hitze hellbraun braten.

● Aus der Pfanne nehmen und auf ein mit Backpapier ausgelegtes Backblech setzen, die Bratlinge 10–15 Minuten im Backofen backen.

**Nährwerte pro Stück**
›380 kcal ›20 g E ›20 g F ›30 g KH

**Tipp** Dazu passt eine Tomatensalsa, nach Wunsch mit saurer Sahne und Schnittlauchröllchen verrührt.

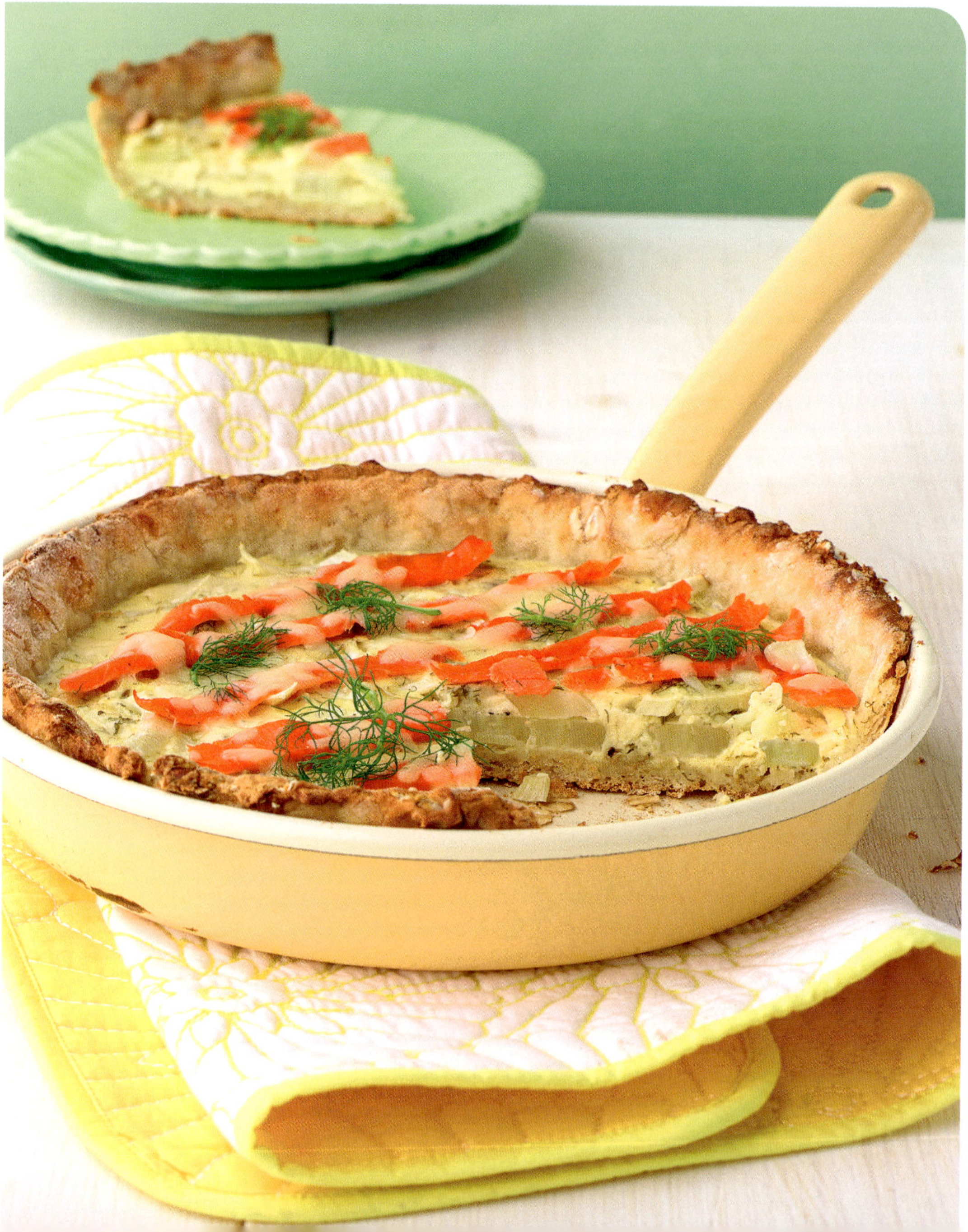

Reich an Omega-3-Fettsäuren

# Provenzalische Fenchel-Lachs-Tarte

**Für 8 Stücke • braucht etwas mehr Zeit**
1 Std. 20 Min.

- 150 g Weizenmehl
- 50 g kernige Haferflocken
- ½ Päck. Hefe
- 1 Pr. Zucker
- Jodsalz, Pfeffer, frisch gemahlen
- 2 EL Olivenöl
- 300 g Fenchel
- 2 Eier
- 125 g Crème fraîche mit Kräutern
- 2 EL Dill, gehackt
- Saft von ½ Zitrone
- 1–2 TL geriebener Meerrettich
- 250 g Lachs (MSC-Siegel)
- 3 EL Parmesan, frisch gerieben

● Aus Mehl, Haferflocken, Hefe, Zucker, Salz, Öl und 100 ml lauwarmem Wasser einen Hefeteig zubereiten und an einem warmen Ort gehen lassen, bis er sein Volumen verdoppelt hat.

● Fenchel putzen, waschen, in dünne Spalten schneiden und in kochendem Salzwasser etwa 4 Min. vorgaren.

● Die Eier mit Crème fraîche, Dill, Meerrettich und Zitronensaft verquirlen. Kräftig mit Salz und Pfeffer würzen. Lachs in dünne Streifen schneiden. Den Backofen auf 200 Grad vorheizen. Den Boden und Rand einer Tarteform (⌀ 26 cm) mit etwas Butter einfetten und mit Haferflocken ausstreuen.

● Den Teig ausrollen und so in die Form legen, dass ein Rand entsteht. Fenchel gleichmäßig darauf verteilen und den Guss angießen. Die Tarte etwa 20 Min. backen, dann Lachsstreifen und Parmesan auf der Tarte verteilen und weitere 5 Min. backen.

● Aus dem Ofen nehmen, etwas ruhen lassen und in 8 Stücke schneiden.

**Nährwerte pro Stück**
›260 kcal ›13 g E ›15 g F ›19 g KH

Reich an Folsäure

## Cremiges Gnocchi-Spinat-Gratin

Für 2 Personen • gelingt leicht
30 Min.

300 g frische Gnocchi • Jodsalz • 400 g Blattspinat • 1 Knoblauchzehe • 1 EL Olivenöl • 100 g Sahne • 50 g Parmesan, frisch gerieben • 2 EL Semmelbrösel

- Die Gnocchi in Salzwasser garen. Blattspinat waschen, putzen und ganz grob hacken. Knoblauch schälen und fein hacken. Backofen auf 200 Grad vorheizen. Knoblauch im Öl anbraten und Spinat tropfnass hinzufügen. Zugedeckt 1 Min. dünsten.

- Sahne mit Parmesan und Semmelbröseln in einer Schüssel mischen. Spinat und abgetropfte Gnocchi hinzugeben und alles miteinander vermengen. Mit Salz und Pfeffer würzen.

- In eine Auflaufform füllen und etwa 10 Min. gratinieren.

**Nährwerte pro Portion**
›560 kcal ›22 g E ›33 g F ›43 g KH

Reich an Jod

## Kreolische Fischspieße

Für 2 Personen • gelingt leicht
20 Min.

1 EL Olivenöl • 1 EL Sojasauce • Jodsalz, Pfeffer, Curry, gemahlener Kreuzkümmel • 200 g Wildlachsfilet (MSC-Siegel) • 1 rote Paprikaschote • 200 g Ananasstücke

- Den Grill oder Backofen auf höchster Stufe vorheizen. Aus Olivenöl, Sojasauce und den Gewürzen eine Marinade rühren. Den Fisch abbrausen, trocken tupfen, in Würfel schneiden und mit der Marinade bepinseln.

- Paprika waschen, putzen und in Stücke schneiden. Auf Holzspieße abwechselnd Fisch, Paprika und Ananas stecken.

- Die Spieße kurz auf dem Holzkohlengrill oder im Backofen grillen.

**Nährwerte pro Portion**
›270 kcal ›20 g E ›13 g F ›18 g KH

Reich an Eisen

# Hirsegratin mit feinem Frühlingsgemüse

Für 2 Personen • braucht etwas mehr Zeit
50 Min.

- 150 g Hirse
- 350 ml Gemüsebrühe
- 200 g Zuckerschoten
- 100 g junge Möhren
- Jodsalz, Pfeffer, Muskat
- 2 Frühlingszwiebeln
- 1 TL Butter
- 3 Eier
- 200 ml Milch
- 2 EL glatte Petersilie
- 1 Kugel Mozzarella
- 50 g Gouda, gerieben

● Hirse in der Gemüsebrühe zum Kochen bringen und zugedeckt bei schwacher Hitze 20 Min. ausquellen lassen. Das Gemüse waschen und putzen, Zuckerschoten entfädeln, Möhren schälen und in Scheiben schneiden. Beides etwa 5 Min. in Salzwasser vorgaren.

● Die Frühlingszwiebeln in feine Ringe schneiden. Eine flache Auflaufform mit Butter einfetten, den Backofen auf 180 Grad vorheizen. Die Eier mit der Milch verquirlen. Die gehackte Petersilie dazugeben und mit Salz, Pfeffer und Muskat würzen.

● Das Gemüse mit der Hirse vermischen und in die Auflaufform füllen. Die Eiermilch darübergießen. Mozzarella in Scheiben schneiden und gleichmäßig auf dem Auflauf verteilen, mit dem Gouda die Lücken füllen. Den Auflauf auf mittlerer Schiene etwa 30 Min. backen.

**Nährwerte pro Portion**

›840 kcal ›46 g E ›40 g F ›71 g KH

Reich an Folsäure

# Spargel auf Ziegenkäse-Pancakes

Für 2 Personen • gut vorzubereiten
50 Min.

- 500 g grüner Spargel
- 80 ml Olivenöl
- feines Meersalz
- 1 Frühlingszwiebeln
- ¼ Kopfsalat
- 4 Zweige Thymian
- 3 Eier
- 100 g cremiger Ziegenfrischkäse
- 20 g Speisestärke
- 1 kleiner roter Apfel
- 2 EL Kapern
- 1 EL Senf
- 3 EL Apfelessig
- schwarzer Pfeffer
- ½ Kästchen Kresse

● Ofen auf 190 Grad vorheizen. Das untere Drittel des Spargels schälen. Spargel auf ein mit Backpapier belegtes Blech legen. Mit 3 EL Olivenöl beträufeln und mit Salz bestreuen. Etwa 12 Min. auf mittlerer Schiene backen.

● Frühlingszwiebeln putzen, den hellgrünen und weißen Teil fein hacken. Salatblätter vom Strunk lösen, waschen und trocken schleudern. Thymianblättchen von den Zweigen zupfen.

● Ein Ei hart kochen und kalt abschrecken. Restliche Eier trennen. Eiweiße mit 1 Prise Salz steif schlagen. Eigelbe mit Ziegenfrischkäse, Thymian und Speisestärke glatt verrühren. Das steif geschlagene Eiweiß unterheben.

● 1 EL Öl in einer Pfanne erhitzen. Esslöffelweise 4 kleine Teigkreise in die Pfanne geben und bei mittlerer Hitze von jeder Seite etwa 3 Minuten goldgelb braten. Auf diese Weise insgesamt 8 kleine Pancakes backen. Im Ofen bei etwa 50 Grad warm halten.

● Gekochtes Ei pellen und würfeln. Apfel würfeln. Kapern hacken.

● Senf, Essig, restliches Olivenöl, Salz und Pfeffer verquirlen. Die Kresse abschneiden und zu Apfel, Ei, Frühlingszwiebeln und Kapern hinzufügen und anrichten.

**Nährwerte pro Portion**

›730 kcal ›25 g E ›45 g F ›25 g KH

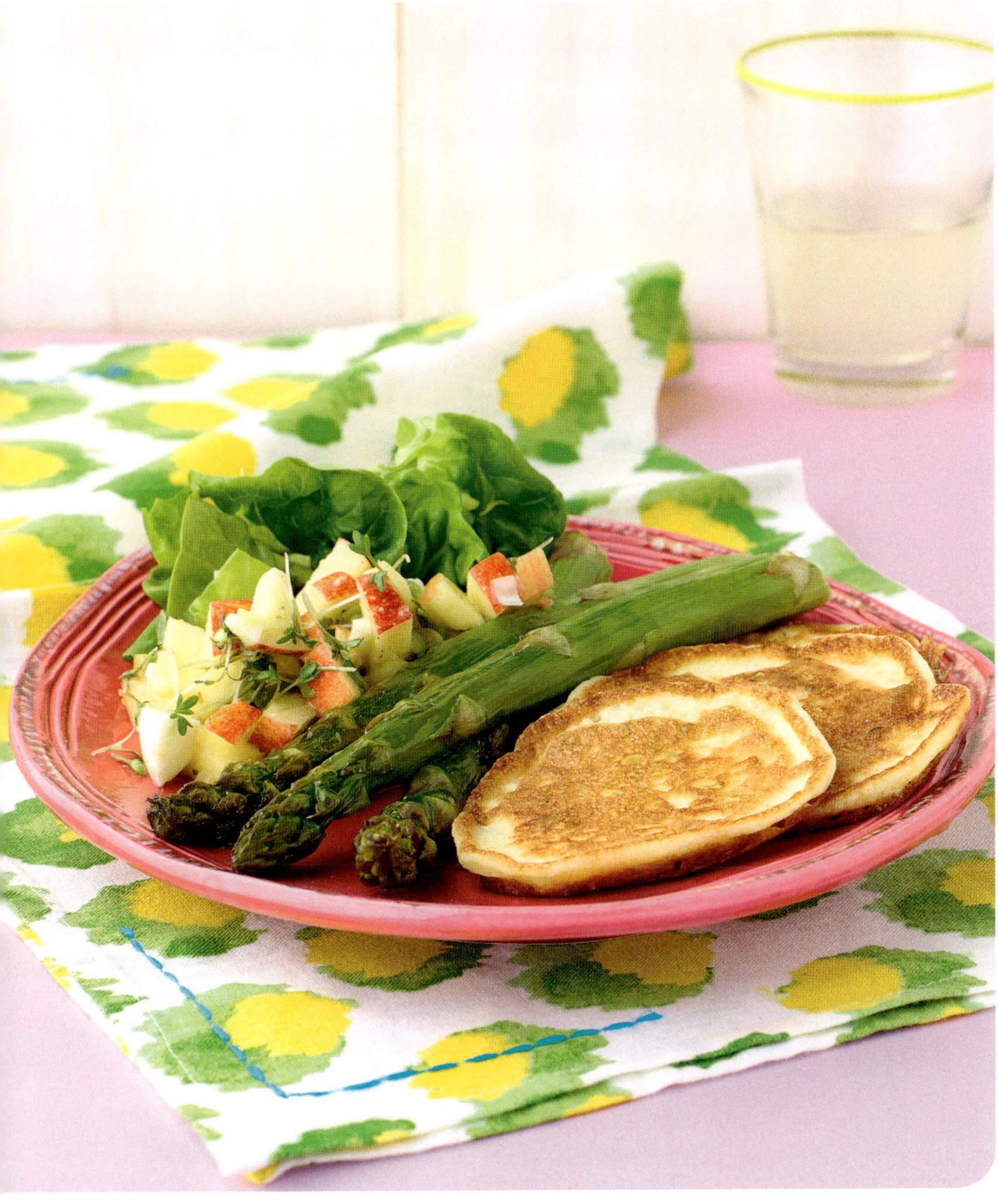

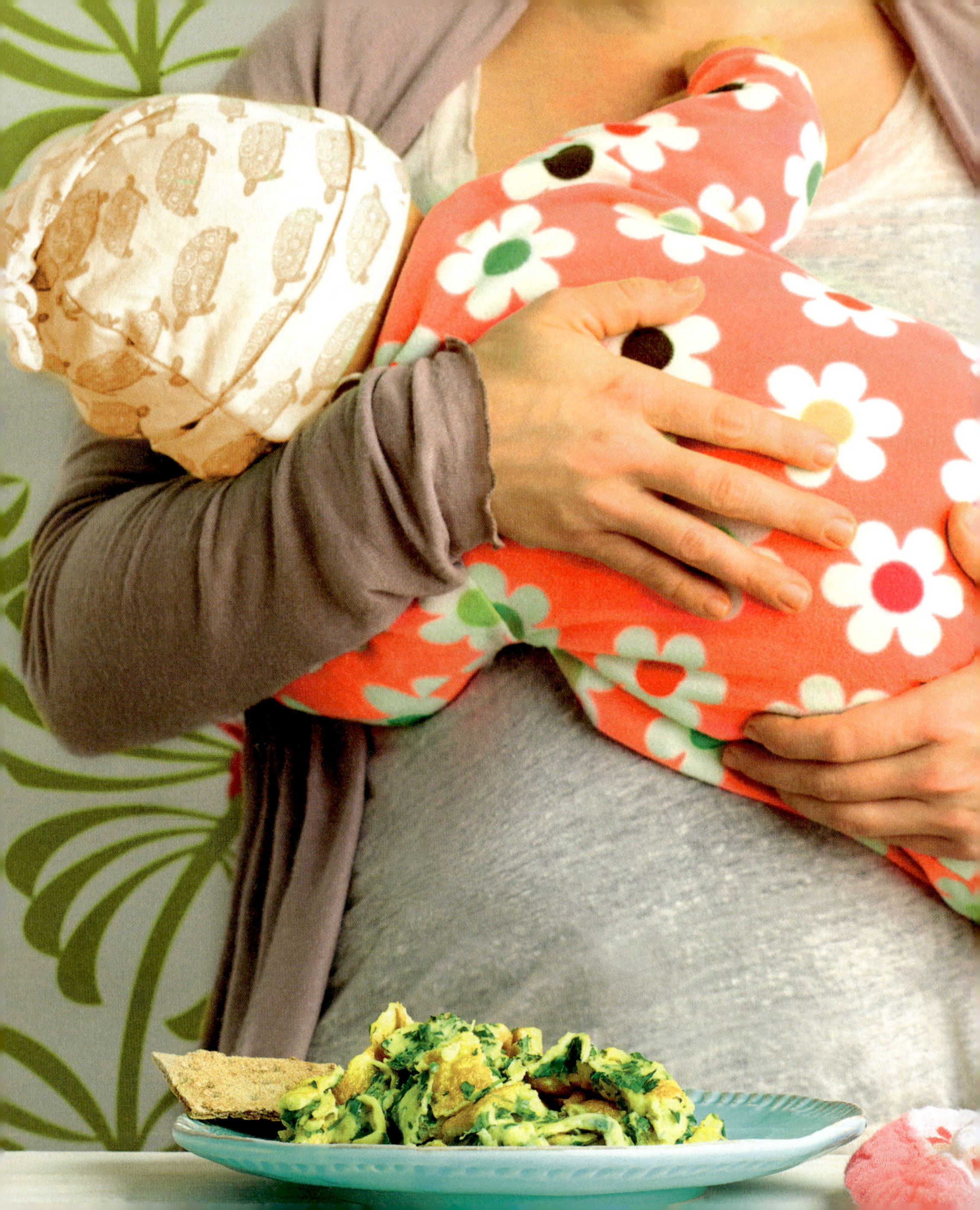

# Richtig essen in der Stillzeit

Herzlichen Glückwunsch, Sie sind Mutter. Egal wie anstrengend die Entbindung auch gewesen sein mag, mit dem Baby ist der Geburtsschmerz vergessen.

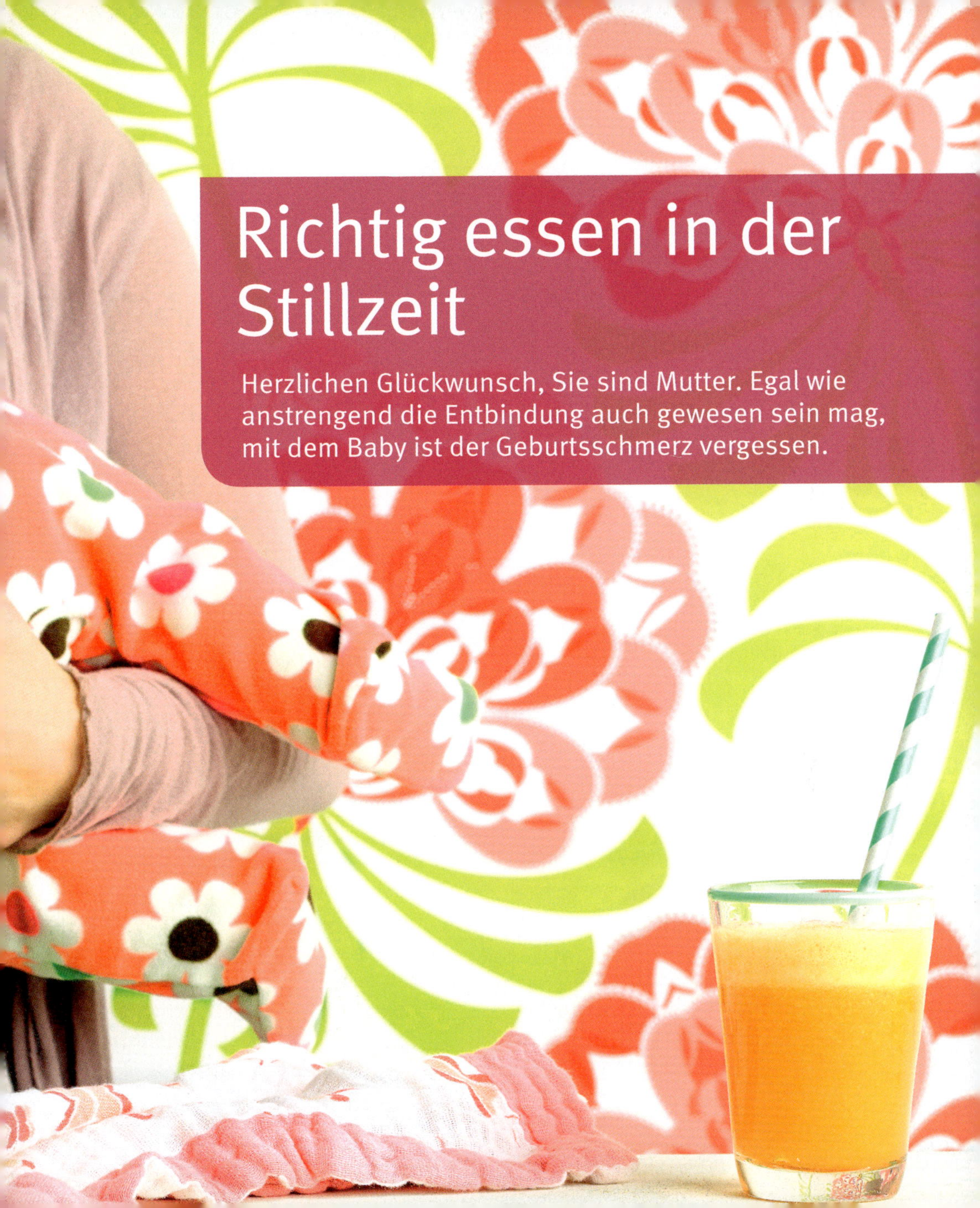

# Die Muttermilch macht's

Stillen ist die natürlichste Sache der Welt, ein ganz besonderes Ereignis für die Mutter, und für das Baby die beste Ernährung.

## Was Muttermilch so gut macht

Auch wenn Säuglingsmilchnahrung der Muttermilch im hohen Maße angepasst ist, entspricht sie nicht zu 100 Prozent dem Original. Die Nährstoffkombinationen von Muttermilch und von Säuglingsmilchnahrung sind zwar nahezu identisch, doch das ist nicht alles:

- Muttermilch ist besser verdaulich für Ihr Baby, da sie Enzyme enthält.
- Weiterhin stärkt Muttermilch die Abwehrkräfte, denn Immunglobulin A und Lymphozyten aktivieren und trainieren das Immunsystem des Neugeborenen.
- Stillkinder sind als Erwachsene seltener übergewichtig und erkranken seltener an Diabetes oder an der chronischen Darmerkrankung Morbus Crohn.
- Stillen beugt Allergien vor, wenn mindestens vier Monate ohne Beifüttern gestillt wird.
- Gestillte Kinder erkranken seltener an Neurodermitis, Asthma, Infektionen des Magen-Darm-Traktes, der Luftwege, der Harnwege und des Mittelohrs.
- Praktisch für Sie als Mutter ist, dass Muttermilch steril ist und immer und jederzeit verfügbar. Stillen bedeutet frühes Geschmackstraining für Ihr

Baby und soll aufgrund der Omega-3-Fettsäuren in der Muttermilch sogar schlau machen.
- Stillende Mütter verlieren nach der Geburt schneller an Gewicht, da Stillen zusätzliche Energie verbraucht.
- Stillende Mütter erkranken während der Stillzeit seltener an Infektionen als nicht stillende Mütter.
- Das Saugen des Säuglings an der Brust führt zu einer verstärkten Ausschüttung von Prolaktin, die Mutter bleibt gelassener.
- Das Hormon Oxytozin beeinflusst nicht nur den Stillvorgang, sondern löst Kontraktionen der Gebärmutter aus und beschleunigt die Rückbildung. Gleichzeitig wird Blutarmut und Eisenmangel vorgebeugt.
- Stillen senkt sehr wahrscheinlich das Risiko, an Brust- und Eierstockkrebs sowie Osteoporose zu erkranken.
- Durch das Stillen entsteht eine sehr enge Verbindung zwischen Ihnen und Ihrem Baby. Genießen Sie die Stillzeit, sie ist wunderbar!

## Im Wochenbett kommt die Milchbildung in Gang

Bereits in der Schwangerschaft hat sich Ihre Brust verändert: Nicht nur, dass Ihre Brüste größer geworden sind, unter dem Einfluss der Schwangerschaftshormone wachsen auch die Milchbläschen (Alveolen) und Milchgänge. In den Milchbläschen bildet sich die Milch und Gruppen dieser Bläschen münden in die Milchgänge, durch die dann die Milch zur Brustwarze fließt. Vor der Brustwarze erweitern sich die Milchgänge, und in diesen »Milchseen« sammelt sich die Milch.

Das Hormon Prolaktin regt bereits in der zweiten Hälfte der Schwangerschaft die Milchbildung an. Nach der Geburt sinkt der Pegel der Schwangerschaftshormone rasch, dafür steigt die

Prolaktinmenge stark an und bildet die hormonelle Grundlage für die Bildung von Milch. Damit das Stillen wirklich in Schwung kommt, muss Ihr Baby angelegt werden und an der Brust saugen. Sein Saugen sorgt für eine dauerhafte Prolaktinproduktion in der mütterlichen Gehirnregion. Im Wochenbett ermutigen Hebammen die Mütter, ihr Baby möglichst oft anzulegen. Die Abstände zwischen den Stillmahlzeiten können recht kurz ausfallen. Schließlich will ein Neugeborenes innerhalb von 24 Stunden gut 8- bis 12-mal angelegt werden. Das bewirkt einerseits, dass die Milchproduktion aufrechterhalten wird, andererseits hilft das regelmäßige Anlegen, die Milchmenge allmählich auf das benötigte Maß einzupendeln. Dafür ist ein weiteres Hormon, das Oxytozin, verantwortlich.

Entscheidend ist, dass Sie gerade anfangs nach Bedarf stillen. So spielen sich Angebot und Nachfrage am besten ein. Einige Mütter haben wenig und andere haben viel Milch. Doch das oftmals zu schnell gefällte Urteil, man habe zu wenig oder zu viel Milch, ist in der Regel falsch. Bei Unsicherheit holen Sie sich Rat bei einer Stillberaterin oder ihrer Hebamme.

## Was fördert die Milchbildung?

Eine ausgewogene Ernährung und vor allem ausreichendes Trinken sind die Grundlagen für die optimale Milchbildung. Wenn Ihnen im Wochenbett der Appetit fehlt, ist dies nicht schlimm, denn Sie verfügen über Fettreserven, die jetzt mobilisiert werden. Doch da der menschliche Organismus keine Wasserreserven hat, ist das Trinken umso wichtiger. Ihr Baby trinkt am Anfang extrem wenig. Es sind wenige Milliliter und pro Anlegen vielleicht 1–4 Esslöffel. Und auch wenn noch gar nicht viel Flüssigkeit über die Muttermilch verloren geht, sollten Sie von Anfang an darauf achten, dass Sie mindestens 2 Liter am Tag trinken.
Für viele Frauen stellt die Flüssigkeitsmenge ein Problem dar. Gewöhnen Sie sich an, nach dem Stillen immer 1 Glas Mineralwasser oder Schorle, alternativ eine Tasse Kräutertee, zu trinken. Denn Durst ist ein Signal für Wassermangel im Körper. Das Durstgefühl lässt sich leicht verdrängen, und Kopfweh und Schlappheit sind die nächsten Wassermangelsignale, die aber nicht spezifisch sind. Wer von Anfang an viel trinkt, ist in der Regel schneller fit und hat weni-

ger Probleme mit der Milchbildung als Trinkmuffel.

Dass Stilltees wirklich die Milchproduktion fördern, konnte wissenschaftlich nicht bewiesen werden. Wenn Ihnen diese Tees jedoch schmecken, nützen Sie Ihnen auch. Neben der Ernährung ist entscheidend, dass Sie die innere Bereitschaft und Gelassenheit zum Stillen haben. Wärme im physischen wie auch emotionalen Sinne ist das A und O für erfolgreiches Stillen. Stressen Sie sich nicht, dann klappt das Stillen mehr oder weniger von alleine. Und treten Probleme auf, nehmen Sie am besten die Hilfe einer Hebamme oder Stillberaterin in Anspruch.

### Gewürze als »Muttermilchstimulanzien«

Der US-Wissenschaftler Paul Fleiss überprüfte über 30 pflanzliche »Muttermilchstimulanzien«. Doch für die »Klassiker« der Milchbildung wie Anis und Fenchel fand er keinen nennenswerten Effekt. Lediglich Bockshornklee ließ die Milch nachweislich besser fließen. Die Wirkstoffe dieses Gewürzes lösen sich jedoch im traditionellen Teeaufguß nur bedingt. Wichtig ist, dass Sie die Samen zuvor zerstoßen. Geschroteten Bockshornklee können Sie auch in Öl anrösten und über Blattsalate verteilen.

Auch wenn der wissenschaftliche Nachweis fehlt - eine klassische Mischung, die Sie sich in der Apotheke zusammenstellen lassen können, besteht zu gleichen Teilen aus Anissamen, Dillsamen und Majorankraut. Sie überbrühen 1 Teelöffel der Mischung mit ¼ Liter kochendem Wasser, lassen den Tee 10 Min. ziehen und trinken ihn abgeseiht und eventuell gesüßt. Auch Kümmel- und Fenchelsamen sollen milchbildend sein.

## Beim Stillen isst Ihr Baby mit

Richtig, denn Stillen verbraucht Energie. Etwa 600 kcal pro Tag benötigen Sie während der Stillzeit in den ersten 4 Monaten im Durchschnitt mehr als sonst. Doch erst der optimale Nährstoffmix lässt die Milch richtig fließen. Muttermilch enthält Kalzium, Magnesium und Eisen, und diese Nährstoffe holt sich die Natur zur Not aus Ihren Speichern. Die richtige Fettsäurezu-

## Was hilft bei Verstopfung?

Nach der Entbindung leiden einige Mütter unter Verstopfung. Der Darm muss aktiviert werden. Und dies geht auf ganz natürliche Weise: Indische Flohsamenschalen sind besonders geeignet, da sie 20–30% Schleimstoffe enthalten. Im Samen selbst kommen Öl, Heimzellulose, Proteine sowie Iridoglykoside (u.a. Aucubin) vor. Die indischen Flohsamenschalen bestehen aus der äußersten schleimhaltigen Schicht der Samenschale, d.h. der Schalenepidermis, und den darunterliegenden Schichten der Samenschale. Die Schleimstoffe nehmen bei Kontakt mit Wasser eine gallertartige Konsistenz an, erhöhen damit das Stuhlvolumen und die Konsistenz des Stuhls wird weicher. Dies funktioniert aber nur, wenn ausreichend getrunken wird. Die Empfehlung lautet: 3-mal am Tag 1 TL der Schalen in einem Glas Wasser auflösen. Das ist aber wenig prickelnd. Rühren Sie die Flohsamen lieber unters Müsli oder die Quarkspeise oder probieren Sie das Rezept Apfel-Möhre-Gurke (Seite 89).

sammensetzung und der optimale Vitamingehalt werden direkt über Ihre Ernährung bestimmt.

Nach den ersten 4 Monaten sinkt Ihr Kalorienbedarf dann etwas. Bei vollem Stillen benötigen Sie pro Tag nur noch etwa 500 kcal, beim reduzierten Stillen durchs Zufüttern nur noch um die 280 kcal zusätzlich. Diese Kalorienangaben für die Stillzeit sind Durchschnittswerte und variieren von Mutter zu Mutter. Ihre Energieversorgung ist dann optimal, wenn Sie Ihr Gewicht halten bzw. etwa ½ kg im Monat abnehmen.

**500 kcal ...** das hört sich nach viel an. Doch in der Regel überschätzen wir diese Kalorienmenge. Niemand muss sich täglich an einen Plan halten, weil Essen auch von Lust bestimmt ist. Daher sind Kuchen oder Schokoriegel etwas ganz Selbstverständliches auf dem Speiseplan einer Stillenden. Versuchen Sie aber auch, viel Obst und Gemüse zu essen, am besten 5-mal am Tag. 2-mal die Woche gibt's Seefisch und nicht zu viel Fleisch, auch wenn Fleisch eine wichtige Eisenquelle ist.

### Allergene in der Muttermilch?

Muttermilch ist von Natur aus allergenarm und enthält darüber hinaus Stoffe, die die Darmschleimhaut vor dem Eindringen von Allergenen schützen. Doch in Spuren gelangen Allergene, also Eiweißmoleküle, aus Ihrem Essen in die Muttermilch. Babys nehmen durch die Muttermilch Allergene von Kuhmilch, Fisch, Ei oder Nüssen auf. Der beste Allergieschutz ist, bis zum Beginn des 5. oder des 7. Monats voll zu stillen. Ergebnisse aus wissenschaftlichen Studien untermauern diese Empfehlung für die Allergievorbeugung. Auch nach der Einführung der Beikost sollte weiter gestillt werden. Optimal mindestens über den 6. Monat hinaus. Wann Sie abstillen, bestimmen Sie und Ihr Baby allein.

Noch ein Nachtrag: Die Ergebnisse von Allergietests im Babyalter haben eine geringe Zuverlässigkeit und führen meiner Meinung zu mehr Verwirrung, als dass sie nutzen. Stillen – mindestens 4–6 Monate voll – ist der beste Allergieschutz. Über die Dauer streiten sich die Experten übrigens auch!

## Umweltbelastung und Stillen

Das Argument, heutzutage reichere die hohe Umweltbelastung die Muttermilch zu stark mit Schadstoffen an, sollte niemanden am Stillen hindern. Richtig ist, dass Muttermilch nicht absolut schadstofffrei ist. Viele Schadstoffe, die wir in unserem Leben einmal aufgenommen haben, sammeln sich teilweise in unserem Körper, insbesondere im Fettgewebe, an. Wenn während des Stillens der Körper an die Fettreserven geht, werden Schadstoffe ebenfalls über die Muttermilch abgegeben.

### Sind Schadstoffe in der Muttermilch?

Chemikalienfreie Muttermilch kann und wird es nicht geben, weil die Luft, der Boden und die Nahrung Chemikalien enthalten, jedoch ist der Gehalt eher gering. Seit etwa 1985 haben die Bundesländer deshalb mit systematischen Untersuchungen von Muttermilch

## Allergievorbeugend

Wichtig: Vollstillen bis einschließlich zum 4. Monat
Stillen ist nach heutigem wissenschaftlichem Kenntnisstand der beste Allergieschutz. Die ersten 4 oder 6 Monate sollte voll gestillt werden. Bis einschließlich zum 6. Monat, besser noch ein ganzes Jahr, soll weiter gestillt werden.
Weiterhin gilt die Empfehlung, 2-mal die Woche Seefisch zu essen, davon mindestens 1-mal fettreichen Fisch, wie Lachs, Hering, Makrele und Sardine.

Diätetische Einschränkungen für die Stillende haben keinen erkennbaren Nutzen für eine Allergieprävention beim Baby. Sie werden nicht empfohlen, da sie das Risiko einer unzureichenden Nährstoffversorgung bergen. Essen Sie vielseitig und abwechslungsreich, besonders viel Obst und Gemüse sowie Vollkornprodukte.
Des Weiteren gelten die gleichen Richtlinien zur Allergieprävention wie für Schwangere (Seite 20).

begonnen und führen das Programm noch heute fort. Besorgte Mütter, die mit Chemikalien in besonderem Maß in Berührung kommen, wie z. B. Chemielaborantinnen, aber auch moderne Mütter, die besorgt sind, können sich bei den Untersuchungsämtern der Länder nach den Konditionen für eine Teilnahme an dem Untersuchungsprogramm erkundigen. Die Muttermilchanalysen zeigen, dass die Trends für viele Chemikalien seit mehr als 15 Jahren rückläufig sind. So hat beispielsweise die Belastung mit Dioxinen und Polychlorierten Biphenylen (PCBs) deutlich abgenommen.

### Das können Sie tun

Sie können einen Beitrag dazu leisten, dass Ihr Säugling möglichst keine Schadstoffe über die Muttermilch aufnimmt. Dass Sie selbst nicht rauchen, ist selbstverständlich. Niemand sollte in Ihrem und dem Umfeld des Babys rauchen. Trinken Sie keinen Alkohol

– auch kein Gläschen Sekt –, um den Milchfluss anzuregen. Das ist sowieso eine Irrlehre! Verzichten Sie auf Kaffee, grünen und schwarzen Tee und Cola-Getränke.

Bevorzugen Sie Bio-Produkte und essen Sie wenig Fleisch. Die bereits erwähnte Studie hat ergeben, dass Muttermilch von Vegetarierinnen niedrigere Schadstoffwerte hat als die von Mischköstlerinnen. Ob es am Fleischverzicht oder der bewussten Ernährung und gesunden Lebensführung liegt, lässt sich jedoch nicht eindeutig sagen. Wichtig ist, dass Sie sich mit Ihrem Essverhalten wohl fühlen und kein schlechtes Gewissen haben.

## Gut organisiert in der Küche

Der neue Erdenbürger lässt einem am Anfang kaum Raum und Zeit für die Dinge des Alltags. Das Neugeborene hat in allem Vorrang und viele junge Mütter vergessen dabei ihre eigene Ernährung. Das ist nachvollziehbar, doch mit ein bisschen Organisation und Delegation bekommen Sie Ihren Alltag wieder in den Griff.

Sie sollen jetzt nicht zum Hamster werden und Vorräte im großen Stil einkaufen lassen bzw. vor der Geburt eingekauft haben. Das wäre übertrieben! In der Regel werden Sie spätestens 2 Wochen nach der Entbindung täglich 1- bis 2-mal am Tag mit dem Kinderwagen unterwegs sein und somit ganz nebenbei an einem Supermarkt vorbeikommen. Doch da alles schnell gehen soll, Sie auch keine riesigen Einkäufe mit Kinderwagen machen können und auch nicht schwer schleppen sollen, sollte Ihr Vorrats- und der Tiefkühlschrank mit den wichtigsten Dingen gefüllt sein.

**Füllen Sie Ihre Vorräte auf:**

- Verschiedene Gewürze und fluoridiertes Jodsalz
- Mehl, Speisestärke, Zucker, Grieß, Haferflocken, Müsli, Paniermehl, Reis und Nudeln
- Rapsöl, Olivenöl und Balsamessig
- Gekörnte Brühe, Tomatenmark, Sojasauce und Co. erleichtern das Kochen ungemein.
- Dosenwirtschaft ist zwar out, aber es gibt doch den ein oder anderen Dosen-Longseller. Dazu zählen aus meiner Sicht geschälte Tomaten, Mais und Thunfisch, Obstkonserven wie

Mandarinenfilets, Ananasringe und Pfirsichhälften.
- Nichts spricht gegen eine Tiefkühlpizza – ab und zu –, doch gesund und schnell lässt sich der Tiefkühler besser mit Gemüse, Beeren und Fleisch füllen. Natürlich sollte dort auch noch Platz für Eiscreme sein. Außerdem lassen sich in der Tiefkühltruhe gut Brot oder Brötchen auf Vorrat einfrieren und auch Reste bevorraten.
- Ihren Kühlschrank bestücken Sie bald wieder selbst. Das Schreiben einer Einkaufsliste ist sinnvoll, tendenziell ist man nach der Geburt schusseliger als vorher.

### Was Mama isst, landet teilweise in der Muttermilch

Die gute Nachricht vorweg: Jetzt ist wieder viel erlaubt, was in der Schwangerschaft verboten war. Genießen Sie nach Herzenslaune Rohmilchkäse und Sushi, denn Toxoplasmose, Listeriose und Salmonellen werden nicht über die Muttermilch übertragen. Damit das Stillen reibungslos klappt, sind ein paar einfache Ernährungsregeln zu beachten. Ihre Milch ist flexibel: An heißen Sommertagen, wenn Ihr Durstgefühl stärker ist und Sie mehr trinken, wird Ihre Milch dünner. Auch Ihr Baby hat dann ebenfalls Durst, saugt länger und nimmt somit automatisch mehr Flüssigkeit auf. Wasser oder Tee zusätzlich braucht das Baby nicht.

Ihre Geschmacksvorlieben lernt Ihr Baby bereits während des Stillens kennen, denn viele Studien weisen darauf hin, dass der Geschmack schon während der Schwangerschaft und auch durch die Muttermilch beeinflusst wird. Wer in der Stillzeit abwechslungsreich isst, sorgt nicht nur für eine Muttermilch, die reich an lebensnotwendigen Mineralstoffen, Vitaminen und Fettsäuren ist, sondern prägt auch den Geschmack seines Kindes.

## Ihr optimaler Speiseplan während des Stillens

**Viel Gemüse:** Denn es ist reich an Vitamin C und Folsäure sowie an sekundären Pflanzenstoffen wie Carotin. Außerdem enthält Gemüse viel Kalium und Magnesium. Grundsätzlich dürfen Sie jedes Gemüse essen. Jedoch verursachen einige Gemüsesorten nicht nur Blähungen bei Ihnen, sondern auch bei Ihrem Säugling. Auf Gemüsesorten wie Zwiebeln, Knoblauch, Hülsenfrüchte, Kohl und Paprika reagieren viele Menschen auf diese Weise. Wenn nun Ihr Baby mit starken Blähungen, mit Weinen und Krämpfen reagiert, dann sollten Sie nach Auslösern in Ihrem Essen suchen und diese weglassen. Zu den gut verträglichen Gemüsen zählen übrigens Auberginen, Blumenkohl, Brokkoli, Fenchel, Gurke, Kohlrabi, Kürbis, Möhren, Mangold, Rote Bete, Spinat, Spargel, Schwarzwurzel, Tomaten und Zucchini.

**Viel Obst:** Denn es enthält viel Vitamin C, aber auch sekundäre Pflanzenstoffe und ist reich an Mineralstoffen. Einige Babys reagieren auf Fruchtsäuren, insbesondere auf Zitronensäure, mit einem wunden Po. Daher sollten Sie bei Zitrusfrüchten Vorsicht walten lassen. Ausgepresster Saft von Zitrusfrüchten und Säfte mit Anteil von Zitrusfrüchten sind häufig die Übeltäter für einen wunden Babypopo. Einige Spritzer Zitrone am Obstsalat macht den Babys in der Regel keine Probleme. Auch Mamas Appetit auf Erdbeeren oder Kiwis kann zu Hautirritationen bei Stillkindern führen. Wenn dem so ist, finden Sie je nach Saison anderes frisches Obst. Gut geeignet sind säurearme Obstsorten wie Brombeeren, Heidelbeeren, aber auch Äpfel und Birnen. Bananen, Mangos und Ananas werden meist ebenfalls gut vertragen.

**Getreide:** Essen Sie regelmäßig Müsli und Vollkornbrot, denn beides ist reich an B-Vitaminen, Mineralstoffen wie Eisen und Magnesium und an Ballaststoffen. Sie bringen zum einen Ihre Verdauung in Schwung, da viele Wöchnerinnen anfänglich über Verdauungsprobleme klagen, die über eine ballaststoffreiche Kost mit ausreichender Flüssigkeitsaufnahme leicht zu beheben sind. Und zum zweiten soll Getreide die Milchbildung anregen. Getreide-Milch-Speisen wie Haferflocken-Milch-Suppe, Graupensuppe oder ein Reissüppchen sind alte Hausrezepte von Hebammen.

**Milchprodukte:** Sie enthalten reichlich Kalzium, Vitamin D und B-Vitamine. Regelmäßig Milch zu trinken oder Joghurt, Quark, Frischkäse, Schnittkäse oder auch Weichkäse zu essen, schützt vor allem Ihre Zähne und Knochen. Denn Muttermilch hat einen gleichbleibenden Kalziumgehalt, egal, wie Sie sich als Mutter mit Kalzium über die Ernährung vorsorgen. Hormonell gesteuert, wird bei niedrigem Kalzium-

# Schneller geht's nicht

Natürlich sollen Sie keine aufwändigen Gerichte kochen. Dazu fehlt Ihnen durch das regelmäßige Stillen die Muße. So sind sehr einfache, schnelle und gesunde Rezepte gefragt.

## Die superschnellsten Turbo-Blitzrezepte

**Rahmspinat** mit Salzkartoffeln und Spiegelei: in 30 Min. gekocht, hinterlässt leider recht viel Abwasch.

**Kartoffelrösti** mit Käse überbacken: 5 Kartoffeln schälen, raspeln, Öl in beschichteter Pfanne erhitzen, Kartoffelmasse salzen, flach auf dem Pfannenboden verteilen, braten, umdrehen, mit geriebenem Käse bestreuen, Pfannendeckel drauf und rösten. Dazu passen Räucherlachs oder auch ein paar Scheiben luftgetrockneter Schinken.

**Pellkartoffeln** mit Kräuterquark oder Sahnehering.

**Spaghetti** mit Pesto (ein angebrochenes Glas hält sich lange im Kühlschrank).

**Rinderfilet, Hähnchenbrust, Putenschnitzel oder Lammfilet:** in Streifen schneiden, in Öl anbraten, fein gewürfeltes Gemüse oder blättrig geschnittene Pilze hinzufügen, mit Salz und Pfeffer würzen, Sahne angießen und Nudeln oder Reis vom Vortag ebenfalls darin erwärmen

**Gemüsepfanne** mit Brot: Möhren, Champignons, Zucchini oder was Sie im Kühlschrank finden, in mundgerechte Stücke schneiden, in Olivenöl anbraten und mit frischen Kräutern abschmecken. Wenig Wasser angießen und mit geschlossenem Deckel dünsten. Dazu Brot.

**Schnelle Gemüsesuppe:** Tiefkühlgemüse, z. B. Blumenkohl, Mais, Erbsen, Brokkoli und Möhren in Brühe 5–10 Min. köcheln lassen. Wer will, kocht parallel 1 Handvoll Suppennudeln. Die gibt man mit 1 EL Pesto in die Gemüsesuppe. Schmeckt toll!

**Tomatensuppe:** 1 kleine Dose geschälte Tomaten pürieren und erwärmen. 5 EL Sahne mit 1 TL Speisestärke verrühren. In die kochende Tomatensauce rühren mit Pesto und etwas Zucker abschmecken. Mit Parmesan verfeinern.

**Cremige Kartoffelsuppe:** Kartoffeln brauchen relativ lange, um zu garen, doch schneiden Sie sie in kleine Stücke, sind sie in wenigen Minuten weich gekocht. Also einfach 4–5 Kartoffeln schälen, würfeln und in Gemüsebrühe gar kochen. Anschließend einmal mit dem Pürierstab durchgehen, ½ Becher Sahne dazu und fertig ist die Kartoffelcremesuppe. Prima dazu schmecken gebratene Shrimps oder einfach nur frische Kräuter.

**Bulgur mit mediterranem Gemüse:**
1 Tasse Bulgur mit 2 Tassen kochendem Wasser überbrühen und mit gekörnter Brühe würzen. Paprika, Aubergine, Zucchini und/oder Tomate in etwas Olivenöl anbraten, mit italienischen Kräutern würzen und unter den Bulgur rühren.

**Fertiggerichte aufpeppen:** Wunderbar bequem sind Fertig- und Halbfertiggerichte, und so gibt es heute wohl kaum einen Haushalt, wo sie nicht anzutreffen sind. Allerdings fehlen diesen Gerichten die frischen Zutaten, sie sind damit nährstoffärmer und nicht sehr gesund. Kombinieren Sie am besten Fertiges aus der Packung möglichst oft mit Frischem. Erweitern Sie den Belag der Tiefkühlpizza mit Gemüse wie Tomaten-, Zucchini- oder Pilzscheiben. Geben Sie in Fertigsuppen zusätzlich knackiges Gemüse wie Brokkoli, Möhre oder Blumenkohl. Machen Sie sich zum schnellen Pfannengericht oder Auflauf aus der Packung einen frischen Salat. So haben Sie mehr Zeit für Ihr Baby und essen gesund.

**Grießbrei mit Himbeeren:** ¼ l Milch zum Kochen bringen, 4–5 EL Grieß einrühren. Unter Rühren quellen lassen, angetaute Himbeeren einrühren und süßen. Einfach lecker und spendet Trost!

**Avocado-Nachtisch:** Superlecker schmeckt zerdrückte Avocado mit reichlich Limetten- oder Zitronensaft und Zucker bzw. Honig.

gehalt in Ihrem Blut der Kalziumabbau aus Knochen und Zähnen veranlasst.

Übrigens sind Milch und Milchprodukte als Jodlieferanten besonders wichtig. Sie tragen im Mittel mit 37 Prozent zur Jodaufnahme bei. Der Jodgehalt der Kuhmilch erhöhte sich erst in den letzten Jahren, weil die Tiere über Trockenfuttermischungen Jod erhalten. Jod darf nach genau vorgeschriebenen Werten zugesetzt werden, somit können nennenswerte Jodmengen insbesondere in der Wintermilch durch die vermehrte Fütterung von Trockenfutter enthalten sein. Die Jodierung von Futtermitteln führt aber nicht zu einem allgemeinen Jodüberangebot.

**Öl und Butter:** Sie enthalten hochwertige Fettsäuren. Verwenden Sie bevorzugt hochwertige pflanzliche Öle.

### Öle und ihr Verhältnis von Omega-3- zu Omega-6-Fettsäuren

| **Speiseöl** | **Omega-6-Fettsäuren g/100 ml** | **Omega-3-Fettsäuren g/100 ml** | **Verhältnis** |
|---|---|---|---|
| Leinöl | 19 | 61 | 0,3:1 |
| Rapsöl | 19,6 | 9,4 | 2:1 |
| Sojaöl | 53,1 | 7,7 | 7:1 |
| Weizenkeimöl | 55,7 | 7,8 | 7:1 |
| Sonnenblumenöl | 63,0 | 0,5 | 126:1 |
| Maiskeimöl | 55,3 | 7,7 | 61:1 |
| Becel-®-Omega-3-Öl (Sonnenblumenöl, Rapsöl, Leinöl) | 40 | 6 | 7:1 |
| **Wunschquotient** | | | **≤ 5:1** |

Kaltgepresstes Olivenöl oder Rapsöl sind ideal. Die Deutsche Gesellschaft für Ernährung empfiehlt ein Verhältnis von Omega-6-Fettsäuren zu Omega-3-Fettsäuren von 5:1. Das tatsächliche Verhältnis der beiden Fettsäuren beträgt in unserer Ernährung im Durchschnitt meist 8:1. Wer keinen Fisch isst, kann mit Rapsöl oder Leinöl seine Omega-3-Fettsäuren-Aufnahme zuungunsten von Omega-6-Fettsäuren steigern. Leinöl ist hier wie ein Medikament zu betrachten, ½ TL Leinöl im Salat reicht. Es ist nicht hitzestabil und hat einen leicht herben Geschmack. Und streichen Sie Butter aufs Brot. Sie sollten jetzt nicht anfangen, an Fett zu sparen, aber auch nicht übertrieben fettreich essen. Das viele Fett kann sich auf die Hüften legen.

**Fleisch:** Es ist reich an B-Vitaminen, Eisen und Zink. Hähnchen- oder Putenbrust, Lammkotelett oder Rinderfilet sollten Sie 2- bis 3-mal die Woche essen. Mehr muss nicht sein. Natürlich dürfen Sie auch Salami, Leberpastete oder Putenbrust in Aspik essen, jedoch ist der Eisengehalt in Wurst geringer als im reinen Muskelfleisch. 100 g Fleisch pro Woche mehr als sonst reichen schon aus, d.h. eine Hühnerbrust zusätzlich oder ein bisschen größere Fleischportionen als sonst üblich unterstützen Ihre Eisenversorgung.

**Fisch:** 2-mal die Woche Seefisch, davon 1-mal fettreichen Seefisch, sollten Sie für Ihre Versorgung mit Jod und Omega-3-Fettsäuren essen. Auch wenn Sie ein Fischmuffel sind, probieren Sie Rezepte aus, bei denen der Fisch nicht so dominant ist. Gehören Sie zu den Menschen, die standhaft Fisch verweigern, sollten Sie darüber nachdenken, Leinöl und Rapsöl verstärkt zu verwenden und die Omega-3- Fettsäure DHA über Femibion® (Seite 12) oder ein anderes Nahrungsergänzungsmittel aufzunehmen.

**Viel trinken:** Mindestens 2 Liter sind Pflicht, ist es mehr, umso besser, denn Ihr Körper braucht viel Flüssigkeit. Stellen Sie sich überall Mineralwasser hin: an Ihr Bett, ans Bettchen Ihres Kindes usw. Denn im Alltag vergisst man oft das Trinken. Durst ist schon ein erstes Zeichen von zu wenig Wasser im Körper.

Neben Mineralwasser sind Kräuter- und Früchtetee oder Rooibostee ideale Durstlöscher. Schorlen mit säurearmen

Fruchtsäften oder Gemüsesäften sorgen für Abwechslung. Kaffee, schwarzen und grünen Tee sollten Sie wegen des darin enthaltenen Koffeins nur in kleinen Mengen trinken. Etwa 2–3 Tassen pro Tag schaden nicht, sollten aber möglichst erst nach dem Stillen und nicht direkt davor getrunken werden. Beachten Sie auch den Koffeingehalt von Cola-Getränken und Eistee, wenn Sie auf diese Getränke nur schwer verzichten können. Selbst gemachter Eistee aus Früchte- oder Kräutertee enthält hingegen gar kein Koffein!

## Ihr Vitamin- und Mineralstoffbedarf

Vitamin- und Mineralstoffpräparate sind während des Stillens bei einer ausgewogenen Ernährung nicht notwendig. Doch 20 % der Bevölkerung nehmen regelmäßig Nahrungsergänzungsmittel wie Vitamin- und Mineralstoffpräparate ein. Die Tabelle verschafft Ihnen einen Überblick über die wichtigsten natürlichen Quellen von Vitaminen und Mineralstoffen, sodass Sie bei Verdacht eines Mangels eventuell ein Präparat

### Richtig salzen

Verwenden Sie zum Kochen ausschließlich Jodsalz, am besten noch zusätzlich mit Fluorid und Folsäure angereichert. Die Jodmenge ist in Deutschland mit 15–20 mg Jod/kg Speisesalz für alle Jodsalze einheitlich festgelegt. Meersalz enthält im Gegensatz zum jodierten Speisesalz etwa nur 1–2 mg Jod/kg Salz. Es gibt aber auch Meersalz, das mit Jod angereichert ist. Es wird als jodiertes Meersalz in den Handel gebracht. Übrigens: Himalajasalz enthält fast kein Jod, und auch das Alpen- oder Andensalz ist nahezu jodfrei. Auch die Spuren von anderen Mineralstoffen in den Salzen aus dem Gebirge sind so gering, dass sie keine gesundheitliche Bedeutung für die Ernährung haben. Wer sich gut mit Jod versorgt wissen will, sollte darauf achten, dass Brot, Käse und Wurst ebenfalls mit jodiertem Speisesalz hergestellt wurden, denn diese Lebensmittelgruppen sind unsere Hauptsalzquellen.

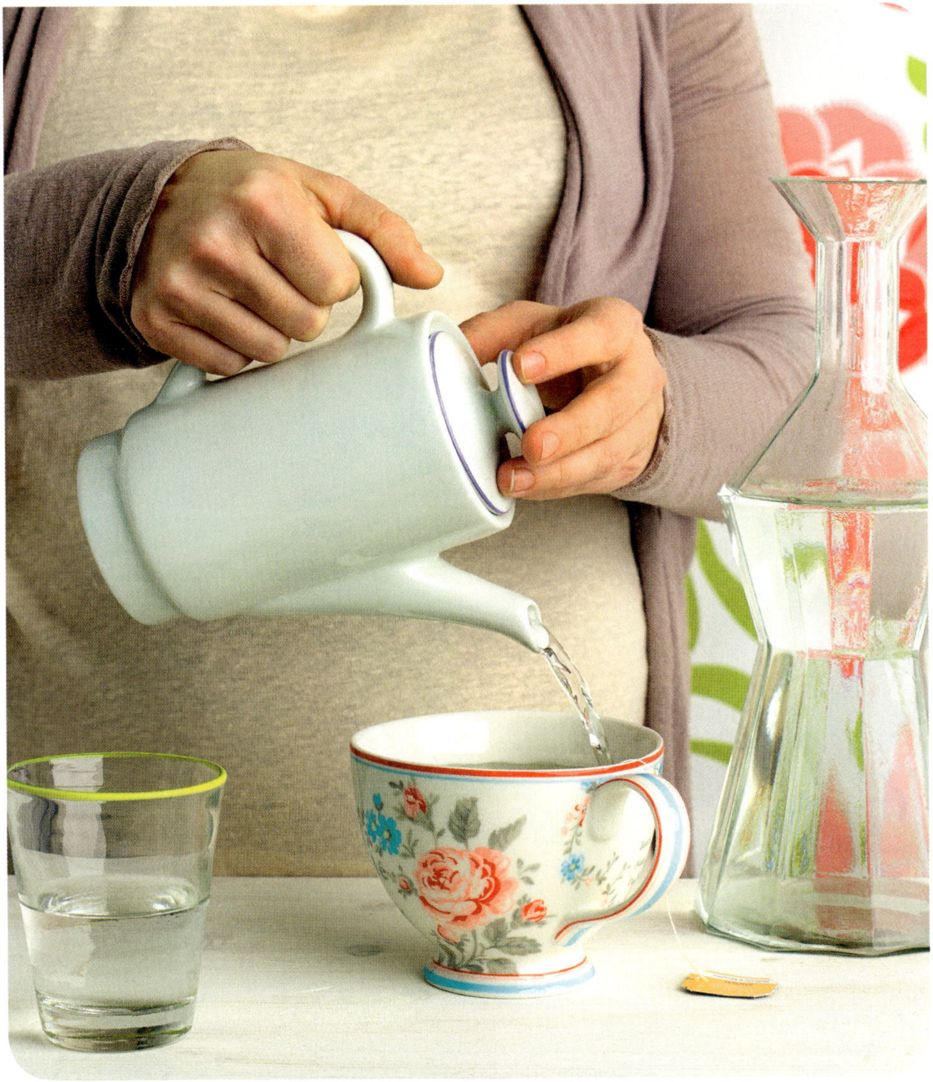

## Vitamin- und Mineralstofftabelle

| Vitamin/ Mineralstoff/ Spurenelement | tägl. Bedarf absolut | Mehr-bedarf | kommt vor in | zuständig für |
|---|---|---|---|---|
| Vitamin A | 1,5 mg | 90 % | Möhren, Paprika, Spinat, Brokkoli, Käse, Eiern, Leber | Sehvorgang, Immunabwehr, antioxidativen Schutz |
| Vitamin D | 5 µg | 0 % | Eigelb, Pilzen, Butter, fettem Fisch | Knochenbildung |
| Vitamin $B_1$ | 1,4 mg | 40 % | Vollkornprodukten, Sprossen, Hülsenfrüchten, Schweinefleisch, Hefe | Energiestoffwechsel, Muskelaufbau, Reizleitung |
| Vitamin $B_2$ | 1,6 mg | 30 % | Milch u. Milchprodukten, Käse, Eiern | Energiestoffwechsel |
| Vitamin $B_6$ | 1,9 mg | 60 % | Vollkorn, Soja, Fleisch, Seefisch | Wachstum, Energiestoffwechsel |
| Vitamin $B_{12}$ | 4,0 µg | 30 % | Milch u. Milchprodukten, Käse, Fleisch, Eiern | Wachstum, Blutbildung |
| Niacin | 17 mg | 30 % | Vollkorn, Kartoffeln, Pilze, Fleisch, Seefisch | Wachstum |
| Folsäure | 450 µg | 50 % | Spinat, Wirsing, Blattsalate, Kohl, Fenchel, Lauch, Roter Bete, Eigelb, Orangen, Kirschen, Erdbeeren | Blutbildung, Wachstum |
| Vitamin C | 150 mg | 50 % | Kartoffeln, Paprika, Tomaten, Zitrusfrüchten, Beeren | Immunabwehr, Energiestoffwechsel |

| Vitamin/ Mineralstoff/ Spurenelement | tägl. Bedarf absolut | Mehr-bedarf | kommt vor in | zuständig für |
|---|---|---|---|---|
| Vitamin E | 17 mg | 40 % | pflanzlichen Ölen, Keimen, Nüssen, Mandeln, fettem Fisch | Immunsystem, antioxidativen Schutz |
| Vitamin K | 60 µg | 0 % | Kohl, Spinat, Kohlrabi, Blattsalaten, Milch u. Milchprodukten, Eiern, Fleisch | Blutgerinnung |
| Kalzium | 1000 mg | 0 % | Milch u. Milchprodukten, Sesam, Nüssen, Hülsenfrüchten, Mineralwasser (Analyse beachten) | Knochenaufbau, Blutgerinnung, Energiestoffwechsel |
| Magnesium | 390 mg | 30 % | Vollkorn, Kartoffeln, Gemüse, Bananen, Kakao, Nüssen | Muskeltätigkeit, Energiestoffwechsel |
| Eisen | 20 mg | 30 % | Fleisch, Vollkorn, grünem Gemüse | Sauerstoffversorgung, Blutbildung |
| Jod | 260 µg | 30 % | jodiertem Speisesalz, Seefisch, Milch u. Milchprodukten | Wachstum |
| Zink | 11 mg | 50 % | Vollkorn, Fisch, Fleisch, Milch und Milchprodukten, Eigelb, Nüssen, Samen | Immunsystem, Wundheilung, Energiestoffwechsel |

## Alkohol während des Stillens

Stillende sollen Alkohol allgemein meiden. Doch wenn Sie zu einem ganz besonderen Anlass unbedingt mit einem kleinen Glas Wein, Sekt oder Bier anstoßen möchten, dann sollten Sie versuchen, den Zeitraum zwischen dem Alkoholkonsum und der nächsten Stillzeit möglichst weit auseinanderzuziehen. Also möglichst direkt nach dem Stillen das »Gläschen in Ehren« genießen und hoffen, dass Ihr Baby noch lange satt ist. Da der Alkoholpegel in der Muttermilch identisch mit dem im mütterlichen Blut ist, braucht der Abbau in der Milch auch ähnlich lange. Ihr Kind kann schwerer als Sie selbst den Alkohol abbauen, da die Leber von Säuglingen noch nicht voll ausgereift ist. Nichts gegen ein Gläschen zu einem ganz besonderen Anlass, doch neben gutem alkoholfreiem Bier gibt es mittlerweile wirklich spritzige und fruchtige alkoholfreie Weine und Schaumweine, die eine kulinarisch interessante Alternative sind. Übrigens: Auch alkoholfreie Biere sind heute richtig lecker und nebenbei bemerkt eine gesunde Alternative, denn ein alkoholfreies Hefeweizen ist eine gute Quelle für B-Vitamine und etwas Folsäure.

mit einem einzelnen Vitamin oder Mineralstoff einnehmen können. Ein einzelner Wirkstoff aus Monopräparaten wird immer besser aufgenommen, ansonsten besteht die Gefahr, dass Vitamine oder Mineralstoffe aus dem Kombipräparat, mit denen Sie schon gut versorgt sind, mit den Mangelnährstoffen um die Aufnahme aus dem Darm konkurrieren.

Viele Lebensmittel des täglichen Bedarfs sind mit Vitaminen und Mineralstoffen angereichert. Multivitaminsäfte oder ACE-Drinks unterstützen Sie in der Vitaminversorgung. Im Trend liegen Smoothies und gemüselastige Fertiggerichte. Doch egal, ob aus dem Kühlregal oder aus der Flasche – diese Lebensmittel können Ihnen helfen, sich vitamin- und mineralstoffreicher zu ernähren. Und sie schmecken lecker!

## Der Abschied von Mutters Brust naht

Wenn Sie nach dem 4. Monat das Stillen beenden möchten, sollten Sie jede Woche eine Stillmahlzeit durch einen Brei oder eine Flaschenmahlzeit ersetzen. Das Stillen um die Mittagszeit wird durch Beikost ersetzt, die anderen Mahlzeiten zuerst durch Flaschenmahlzeiten. Ist es Ihr Ziel, ein ganzes Jahr zu stillen, bleibt das abendliche und morgendliche Stillen meist lange bestehen. Zum Schluss reicht auch meist die Milch nicht mehr, und das Baby isst wenig später seinen Frühstücksbrei und genießt das abendliche Stillen als Betthupferl.

### Den richtigen Zeitpunkt finden

So blöd es auch klingen mag, den richtigen Zeitpunkt fürs Abstillen kennen nur Sie und Ihr Baby. Einige Mütter sind froh, wenn sie die 4 Monate des Vollstillens hinter sich gebracht haben, andere können sich das Ende der Stillzeit gar nicht vorstellen. Nach dem 4. und spätestens nach dem 6. Monat sollte eine Stillmahlzeit durch Beikost ersetzt werden. Die Muttermilch hat nicht mehr ausreichend Nährstoffe für Ihr Baby. Eisen und Vitamin C braucht Ihr Kind jetzt mehr, als die Muttermilch bietet. Diese Umstellung funktioniert aber ganz einfach. Sie legen Ihr Kind nicht mehr an, es erhält dafür seinen ersten Brei. Die Milch bildet sich von alleine zurück.

Sinnvoll ist das Abstillen in kleinen Schritten. Von einem Tag auf den anderen abzustillen, führt eher zu Brustentzündungen, da sich der Hormonhaushalt sowie die Milchproduktion nicht so schnell auf die neue Situation umstellen können.

#### Ernährungstipps zum Abstillen

- Salbei- und auch Pfefferminztee sollen die Reduzierung des Milchflusses unterstützen.
- Trinken Sie weiterhin 2 Liter. Es ist ein Irrglaube, dass Ihre Brüste austrocknen, indem Sie weniger trinken.
- Achten Sie jetzt wieder vermehrt auf einen niedrigeren Fettgehalt der Lebensmittel. An das Mehressen gewöhnen sich die meisten schnell. Nach dem Abstillen ist es sinnvoll, ein bisschen auf die Bremse zu drücken, insbesondere dann, wenn Sie von Ihrem Ursprungsgewicht vor der Schwangerschaft weit entfernt sind.

Reich an Ballaststoffen

## Kernige Müsli-Grundmischung

für 7 Tage • gut vorzubereiten
5 Min.

15 EL kernige Haferflocken • 12 EL Gerstenflocken • 7 EL Mandelstifte • 7 EL Leinsamen • 7 EL Sesam • 3 EL Sonnenblumenkerne • 7 EL Cornflakes • 100 g Rosinen

- Alle Zutaten miteinander vermengen und in einem Schraubglas oder einer Dose aufbewahren.

**Nährwerte pro Portion**
›260 kcal ›8 g E ›11 g F ›31 g KH

**Tipp** Wenn es mit der Milchbildung nicht so klappt, mischen Sie 5 EL Bockshornklee-Samen unter das Müsli. Rösten Sie es vorher in einer beschichteten Pfanne ohne Fett an, dann schmeckt es leicht nussig.

Reich an Magnesium

## Frühstarter-Müsli

Für 1 Person • geht schnell
10 Min.

1 kleiner Apfel • 1 Handvoll Weintrauben • 5 EL Müsli-Grundmischung • 150 g Joghurt

- Den Apfel waschen, entkernen und fein würfeln. Die Trauben waschen und halbieren. Müsli mit dem Joghurt und dem Obst in einer Müslischale vermengen und sofort genießen.

**Nährwerte pro Portion**
›510 kcal ›14 g E ›18 g F ›70 g KH

**Tipp** Leiden Sie gerade an Verstopfung, dann geben Sie einen TL indische Flohsamenschalen unter das Müsli.

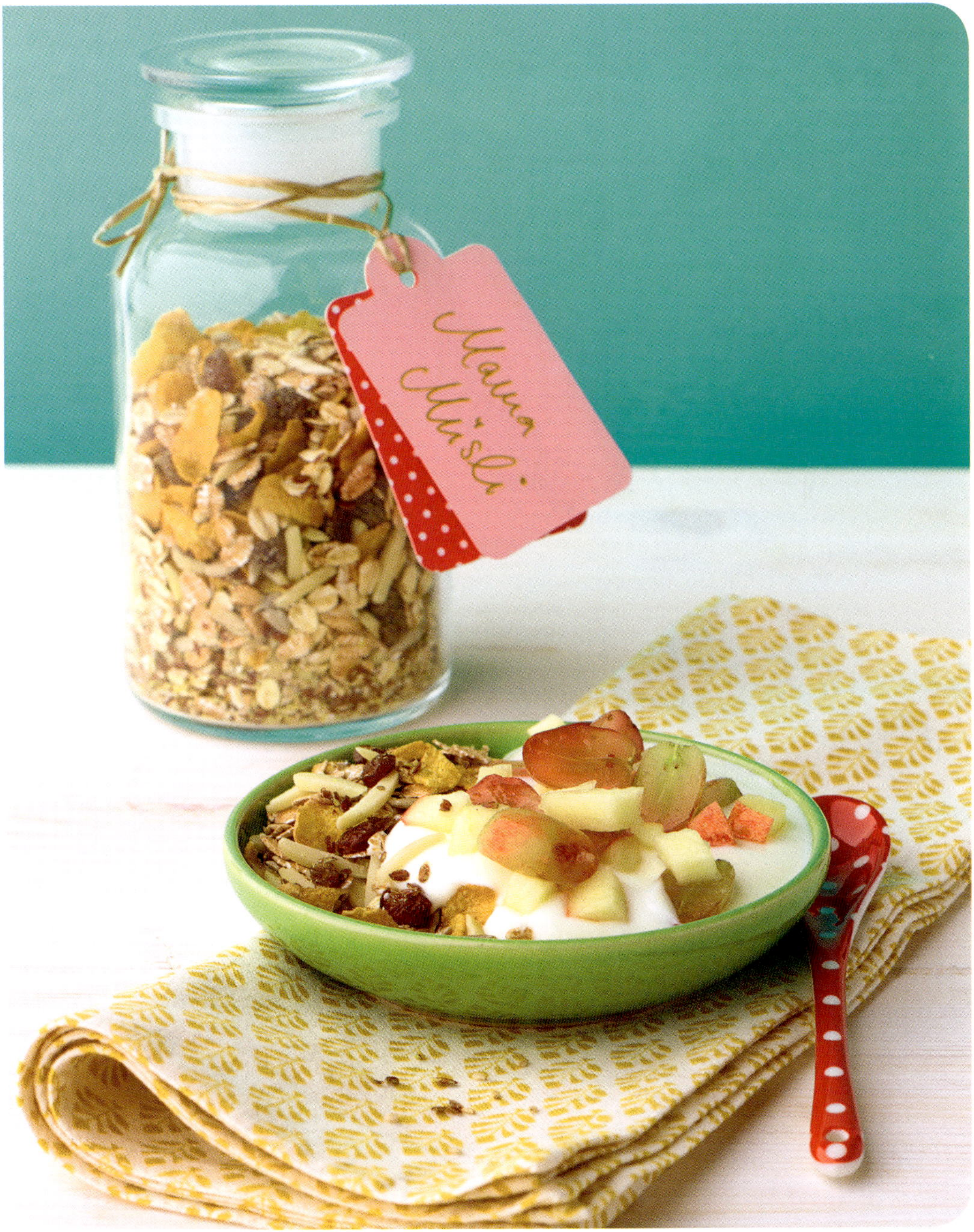
Mama Müsli

Reich an Kalzium

## Schoko-Latte

Für 1 Person • geht schnell
10 Min.

200 ml Milch • 1 EL Kakaopulver • 1 Pr. Zimt

- Die Milch erwärmen. ⅓ der Milch in ein Glas geben und aufschäumen. In die restliche Milch das Kakaopulver einrühren und zur aufgeschäumten Milch geben. Mit Zimt verfeinern.

**Nährwerte pro Portion**
›160 kcal ›9 g E ›9 g F ›11 g KH

**Tipp** Das »Prinzip Latte« lässt sich auch prima mit Roibostee, Yogitee oder Carokaffee umsetzen - schmeckt alles unheimlich gut.

Reich an Magnesium

## Banana-Power-Drink

Für 1 Person • gelingt leicht
5 Min.

1 Banane • 100 ml Ananassaft • 100 ml Möhrensaft • 1 Tropfen Rapsöl

- Die Banane schälen und zusammen mit dem Ananas- und Möhrensaft sowie dem Rapsöl in ein hohes Gefäß geben und pürieren.

**Nährwerte pro Portion**
›200 kcal ›3 g E ›1 g F ›45 g KH

**Tipp** Bei Verdauungsproblemen rühren Sie 1 TL Flohsamenschalen unter das Getränk.

Reich an Kalium

## Green-Energy-Drink

Für 1 Person • geht schnell
10 Min.

½ Bund Schnittlauch • ½ Bund Dill • ½ Avocado • 2 EL Zitronensaft • 200 ml Buttermilch • Jodsalz, Pfeffer, frisch gemahlen

- Schnittlauch und Dill waschen und mit einer Küchenschere klein schneiden. Aus der halbierten Avocado den Kern herauslösen und das Fruchtfleisch von der Schale trennen.

- Avocado, Zitronensaft und Kräuter mit der Buttermilch pürieren. Mit Salz und Pfeffer abschmecken und kühl genießen.

**Nährwerte pro Portion**
›370 kcal ›9 g E ›31 g F ›13 g KH

Reich an Kalium

## Apfel-Möhre-Gurke

Für 1 Person • geht schnell
5 Min.

1 Apfel • 1 Möhre • ¼ Gurke • 1 TL Flohsamenschalen

- Alle Zutaten mit 100 ml Wasser im Mixer pürieren und in ein Glas füllen.

- Eventuell Apfel-, Möhre- und Gurkenstückchen auf einen Holzspieß abwechselnd stecken und übers Glas legen.

**Nährwerte pro Portion**
›100 kcal ›2 g E ›1 g F ›20 g KH

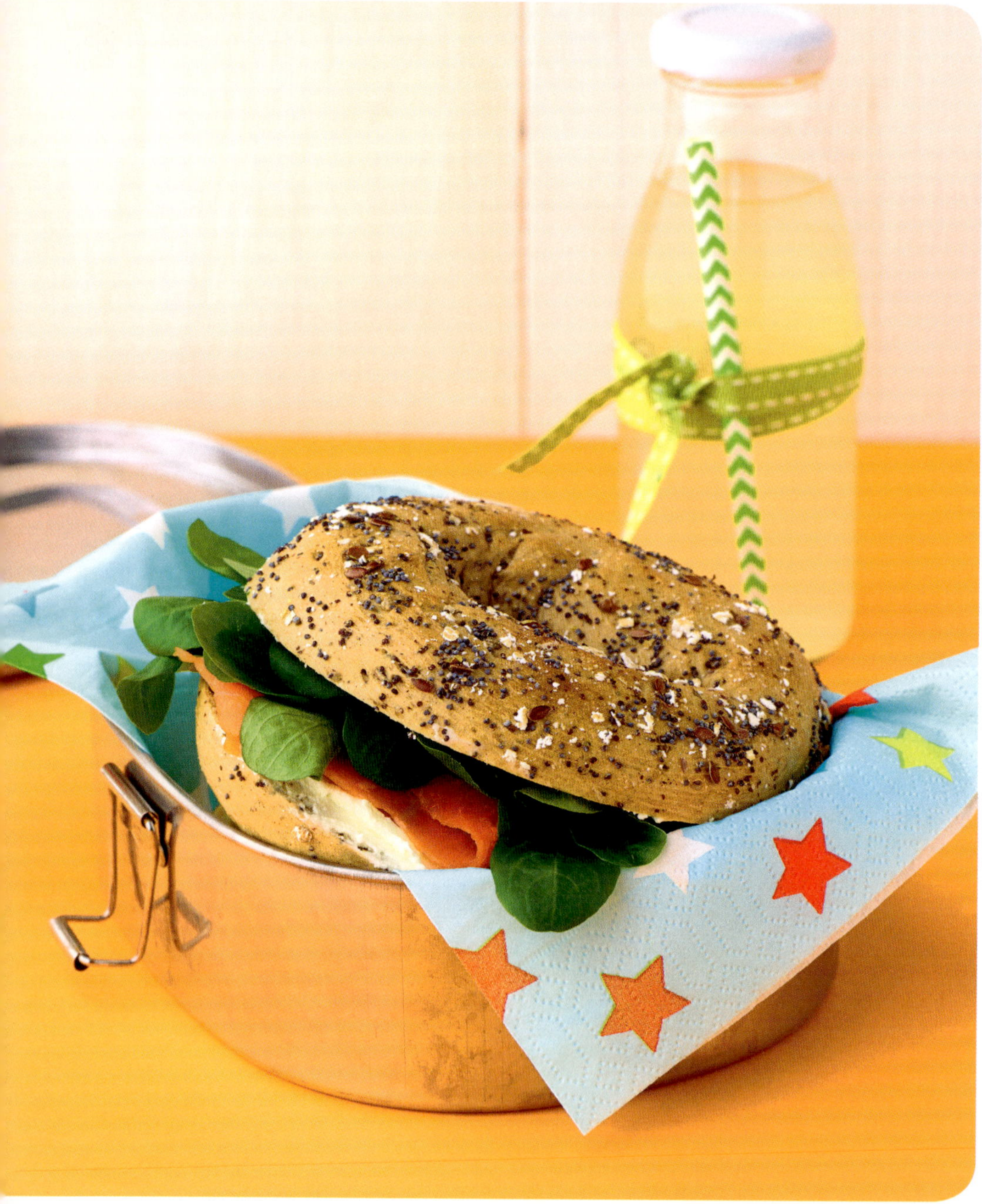

Reich an Omega-3-Fettsäuren

# Kräftiger Lachs-Bagel

Für 1 Person • geht schnell
10 Min.

½ Handvoll Feldsalat • 1 Roggenvollkorn-Bagel • 1 EL Doppelrahmfrischkäse • 1 Scheibe Räucherlachs (MSC-Siegel) • Jodsalz, Pfeffer, frisch gemahlen

- Den Feldsalat waschen und trocken schleudern. Den Bagel halbieren und mit Frischkäse bestreichen. Den Lachs auf die untere Hälfte legen.

- Den Feldsalat darauf verteilen und mit etwas Salz und Pfeffer würzen. Die obere Bagelhälfte darüberklappen.

**Nährwerte pro Portion**
›220 kcal ›12 g E ›10 g F ›20 g KH

Reich an Magnesium

# Flockenwaffeln mit Biss

Für 5 Waffeln • gut vorzubereiten
30 Min.

2 Eier • 80 ml Rapsöl und etwas für das Waffeleisen • 50 g Zucker • 150 g Dinkelmehl Type 1050 • 60 g Getreideflocken • 2 EL Sesam • ½ TL Backpulver • 8 EL Milch

- Eier, Rapsöl und Zucker schaumig schlagen. Mehl, Flocken, Sesam und Backpulver hinzufügen und unterrühren. Zum Schluss die Milch dazugeben.

- Das Waffeleisen aufheizen und nacheinander 5 Waffeln backen.

**Nährwerte pro Waffel**
›350 kcal ›8 g E ›21 g F ›31 g KH

**Tipp** Die Waffeln können als einzelne Herzen auf der Brötchenablage des Toasters prima aufgewärmt werden.

Reich an B-Vitaminen

# Fruchtige Müsliriegel

Für 12 Riegel • gut vorzubereiten
40 Min.

- 6 getrocknete Aprikosen
- 80 g Butter
- 100 g Honig
- 100 g kernige Haferflocken
- 150 g Vollkorn-Weizenmehl
- 80 g Kokosraspel
- 100 g Mandeln, gehackt
- 3 EL Sesam
- 3 EL Leinsamen

● Den Backofen auf 200 Grad vorheizen. Die Aprikosen fein würfeln und mit heißem Wasser übergießen. Die Butter schmelzen und zusammen mit Honig, Haferflocken, Vollkornmehl, Kokosraspeln, Mandeln, je 1 EL Sesam und Leinsamen in eine Schüssel geben und mit den Knethaken des Handrührgerätes gut vermengen.

● Die Aprikosenstückchen abgießen und 6 EL Wasser dazugeben, damit der Teig geschmeidiger wird. Den Teig ca. 1 cm dick streichen. Restlichen Sesam und Leinsamen über den Teig streuen und mit einer Teigrolle andrücken. Anschließend mit einem Messer Riegel vorschneiden.

● Die Müsliriegel 15 Min. goldbraun backen. Auskühlen lassen und in einer Dose aufbewahren.

**Nährwerte pro Riegel**
›250 kcal ›5 g E ›17 g F ›21 g KH

**Tipp** Auch hier können Sie 3 EL Flohsamenschalen oder/und 3 EL Bockshornklee-Samen unter die Masse rühren und mitbacken.

Reich an Biotin und Folsäure

## Gartenfrisches Kräuter-Rührei

Für 1 Person • geht schnell
10 Min.

2 Eier • Jodsalz, Pfeffer, frisch gemahlen • 2 EL Schnittlauch, Petersilie, Dill, Kerbel, Rucola, frisch gehackt • 1 TL Butter • 1 Scheibe Pumpernickel

- Die Eier verquirlen, mit Salz und Pfeffer würzen und die Küchenkräuter einrühren. Die Butter in einer beschichteten Pfanne erhitzen.

- Die Eier hineingießen und bei mittlerer Hitze unter wiederholtem Rühren zu Rührei stocken lassen.

- Das Rührei auf das Pumpernickel geben.

**Nährwerte pro Portion**
›320 kcal ›18 g E ›22 g F ›13 g KH

Reich an Kalzium

## Sommerlicher Pfirsich-Mandel-Quark

Für 1 Person • geht schnell
10 Min.

2 EL Mandelstifte • 1 Pfirsich • 125 g Magerquark • 4 EL Milch • 1 Päck. Vanillezucker

- Mandelstifte in einer beschichteten Pfanne ohne Fett rösten. Den Pfirsich waschen, halbieren, entsteinen und würfeln. Quark mit Milch und Zucker verrühren.

- Die Pfirsichwürfel und die Mandeln unterheben.

**Nährwerte pro Portion**
›260 kcal ›21 g E ›7 g F ›27 g KH

**Tipp** Mandelstifte in größeren Mengen rösten und in einem Schraubglas aufbewahren.

Reich an Folsäure

# Kokos-Brokkoli-Suppe Taj Mahal

Für 2 Personen • gut vorzubereiten
30 Min.

- 1 kleine Zwiebel
- 2 Möhren
- 300 g Brokkoli
- 150 g Hähnchenbrust
- 1 EL Rapsöl
- 1 TL Curry
- 200 g Kokosmilch
- 200 ml Gemüsebrühe
- Jodsalz, Pfeffer, Zucker
- Zitronensaft
- 1 EL frisch gehackte Petersilie

● Die Zwiebel abziehen und fein hacken. Möhren putzen, schälen und in feine Stifte schneiden. Brokkoli putzen, Stiel schälen und wie die Röschen klein schneiden. Fleisch abbrausen, trocken tupfen, in feine Streifen schneiden.

● Öl in einem großen Topf erhitzen, Fleisch darin 2 Minuten rundum anbraten und herausnehmen. Zwiebeln und Curry hineingeben, unter Rühren 2 Minuten braten. Brokkoli-Stiele und Möhren hinzufügen, kurz andünsten.

● Kokosmilch und Brühe angießen, die Suppe 5 Minuten köcheln lassen. Brokkoli-Röschen hinzufügen und etwa 5 Minuten köcheln lassen. Mit Salz, Pfeffer und einer Prise Zucker sowie Zitronensaft abschmecken. Fleisch hinzugeben und kurz erwärmen. Die Suppe servieren und mit Petersilie bestreuen.

**Nährwerte pro Portion**

›270 kcal ›30 g E ›10 g F ›13 g KH

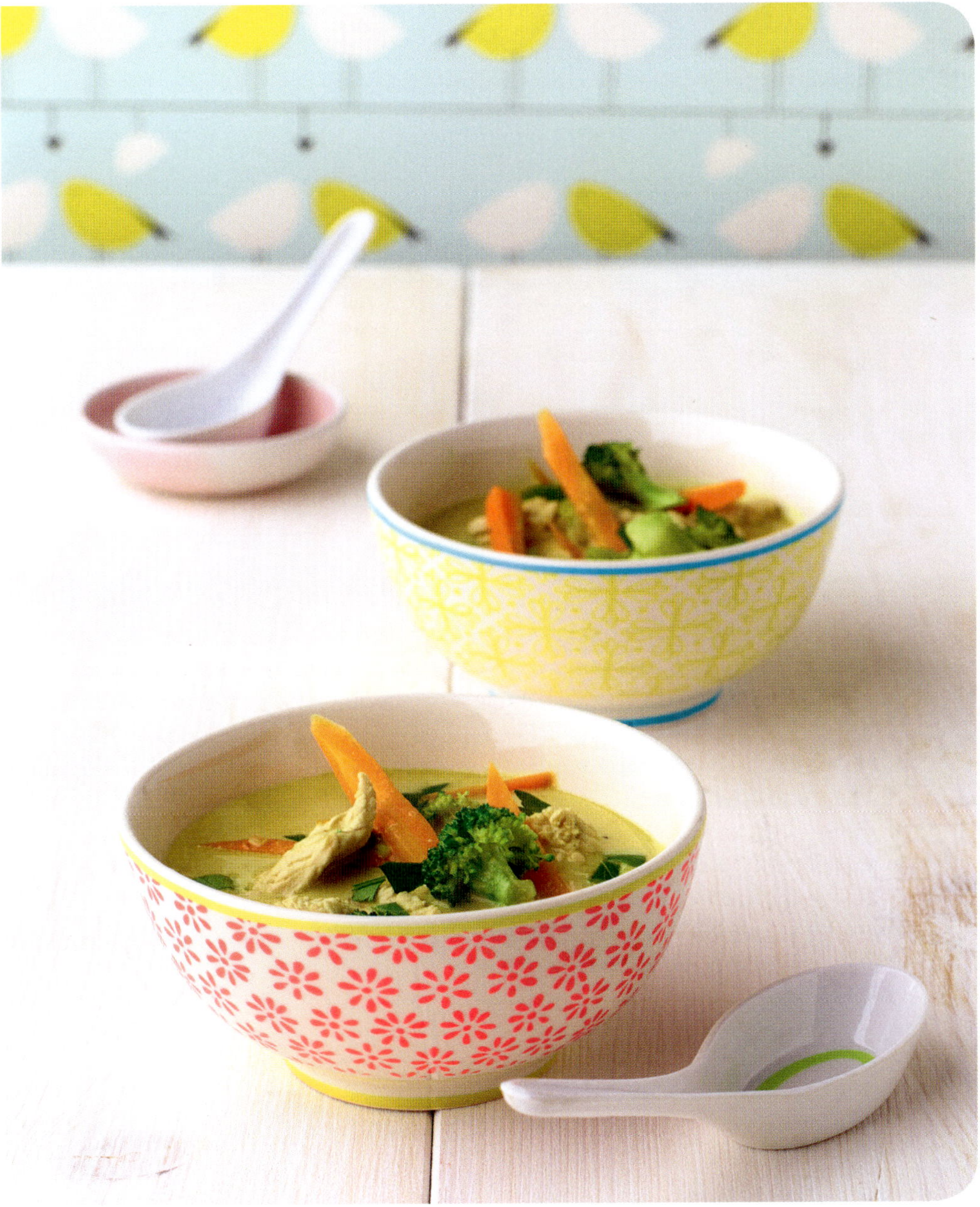

Reich an Kalzium

# Sonnige Sommerpasta all' Italia

Für 2 Personen • gut vorzubereiten
30 Min.

- 100 g Artischockenherzen aus dem Glas
- 80 g Doppelrahmfrischkäse
- 20 g grüne Oliven, entsteint
- 1 EL Rapsöl
- 30 g frisch geriebener Parmesan
- 200 g schmale Bandnudeln
- Jodsalz, Cayennepfeffer
- 50 g getrocknete, in Öl eingelegte Tomaten
- 50 g Rucola

● Die Artischocken abtropfen lassen, 2 Artischocken zum Garnieren in Spalten schneiden und beiseitelegen. Übrige Artischocken mit Frischkäse, Öl, Oliven und 20 g Parmesan cremig pürieren. Mit Salz und Cayennepfeffer würzen.

● Inzwischen die Bandnudeln nach Packungsangabe in Salzwasser kochen. Getrocknete Tomaten abtropfen lassen und klein würfeln. Rucola waschen, trocken schütteln und zerteilen.

● Nudeln abgießen, dabei etwas Nudelwasser auffangen und unter die Artischockencreme rühren. Pasta und Tomatenstückchen unter die Nudeln rühren und zum Schluss den Rucola unterheben.

● Mit Artischockenspalten garnieren und mit dem restlichen Parmesan bestreuen.

**Nährwerte pro Portion**

›690 kcal ›27 g E ›31 g F ›79 g KH

Reich an Vitamin C

## Bami Goreng

Für 2 Personen • gelingt leicht
40 Min.

300 g tiefgekühlter Spinat • 1 walnussgroßes Stück Ingwer • je ½ rote und gelbe Paprikaschote • 100 g Bambussprossen aus dem Glas • 200 g Bandnudeln • Jodsalz • 2 EL Rapsöl • Sojasauce, Cayennepfeffer

- Spinat auftauen lassen, eventuell etwas kleiner schneiden. Ingwer schälen und fein hacken. Paprika putzen, entkernen, waschen und in Streifen schneiden. Bambussprossen gut abtropfen lassen. Nudeln nach Packungsanleitung in Salzwasser kochen.

- Öl in einem Wok oder einer großen Pfanne erhitzen, Gemüse dazugeben und etwa 3 Minuten braten. Abgetropfte Bandnudeln hinzufügen und erwärmen. Mit Sojasauce und Cayennepfeffer abschmecken.

**Nährwerte pro Portion**
›470 kcal ›17 g E ›10 g F ›75 g KH

Reich an B-Vitaminen

## Pfiffige Spätzle mit Rahmlauch

Für 2 Personen • gelingt leicht
30 Min.

250 g Pfifferlinge • 20 g Speck • 1 EL Rapsöl • 400 g tiefgekühlter Rahmlauch • 350 g frische Spätzle aus dem Kühlregal • Jodsalz, Pfeffer, frisch gemahlen

- Die Pfifferlinge mit Küchenkrepp säubern. Speck würfeln, in einer beschichteten Pfanne ohne Fett knusprig braten und herausnehmen. Öl hinzugeben und die Pilze darin anbraten.

- Den Rahmlauch hinzufügen und das Ganze bei mittlere Hitze in der geschlossenen Pfanne aufkochen lassen und rühren. Speckwürfel hinzufügen und salzen und pfeffern.

- In der Zwischenzeit die Spätzle nach Packungsanleitung kochen, abgießen und das Gemüse unter die Nudeln heben und servieren.

**Nährwerte pro Portion**
›590 kcal ›19 g E ›28 g F ›76 g KH

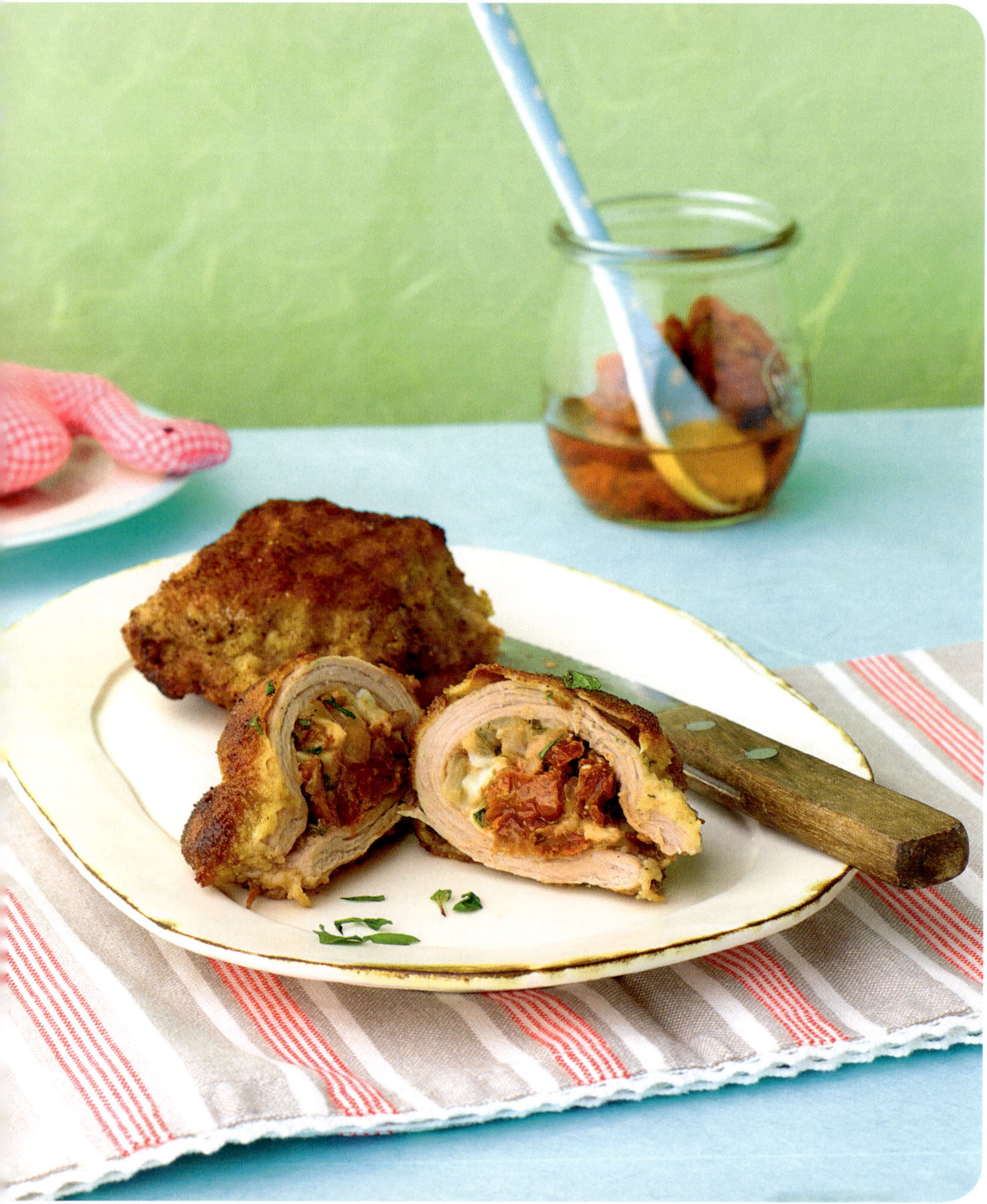

Reich an Eisen

# Cordon bleu à la chèvre

Für 2 Personen • gut vorzubereiten
30 Min.

- 1 EL Walnüsse, gehackt
- 1 kleine Zwiebel
- 4 getrocknete Tomaten, eingelegt in Öl
- 60 g Ziegenfrischkäse
- Jodsalz, Pfeffer, frisch gemahlen
- 2 Stängel Basilikum
- 2 Kalbsschnitzel
- 2 EL Weizenmehl
- 1 Ei
- 4 EL Paniermehl
- 2 EL Rapsöl
- 1 TL Butter

● Die Walnüsse in einer Pfanne ohne Fett anrösten. Die Zwiebel pellen und fein hacken. Die getrockneten Tomaten würfeln. Basilikum in feine Streifen schneiden. Etwas Einlegeöl der Tomaten in einer Pfanne erhitzen und die Zwiebeln darin andünsten.

● Aus der Pfanne nehmen und mit Tomaten, Nüssen, Basilikum und zerbröckeltem Ziegenkäse mischen. Mit Salz und Pfeffer würzen.

● Die Schnitzel flach klopfen. Je eine Seite mit der Paste bestreichen, die Schnitzel zusammenklappen und mit Holzspießen feststecken.

● Mehl, Ei und Paniermehl auf 3 Tellern verteilen, Ei verquirlen. Die Schnitzel nacheinander darin wenden. Rapsöl und Butter in einer Pfanne erhitzen und die Schnitzel von jeder Seite etwa 5 Min. braten.

**Nährwerte pro Portion**

›480 kcal ›32 g E ›30 g F ›20 g KH

Reich an B-Vitaminen

# Japanische Mie-Nudeln mit Hähnchenbrust

Für 2 Personen • exotische Zutaten
25 Min.

- 250 g Hähnchenbrust
- ½ Bund Frühlingszwiebeln
- 100 g Zuckerschoten
- Möhre
- Ingwer (2 cm)
- 120 g Mie-Nudeln (asiatische Instant-Eiernudeln)
- Jodsalz, Pfeffer, frisch gemahlen
- 1 EL Rapsöl
- 1 TL geröstetes Sesamöl
- Sojasauce

● Fleisch abbrausen, trocken tupfen und in Streifen schneiden. Frühlingszwiebeln und Zuckerschoten waschen und in Streifen schneiden. Möhre putzen, schälen und in Stifte schneiden. Ingwer schälen und fein hacken. Nudeln nach Packungsanweisung garen.

● Beide Ölsorten im Wok erhitzen, Hähnchenbrust darin anbraten und herausnehmen. Gemüse im Bratfett 5 Min. anbraten. Mit Sojasauce und Pfeffer würzen.

● Nudeln, Hähnchenbrust und Ingwer zum Gemüse geben und kurz erhitzen. Mit Sojasauce abschmecken und servieren.

**Nährwerte pro Portion**

›450 kcal ›35 g E ›8 g F ›54 g KH

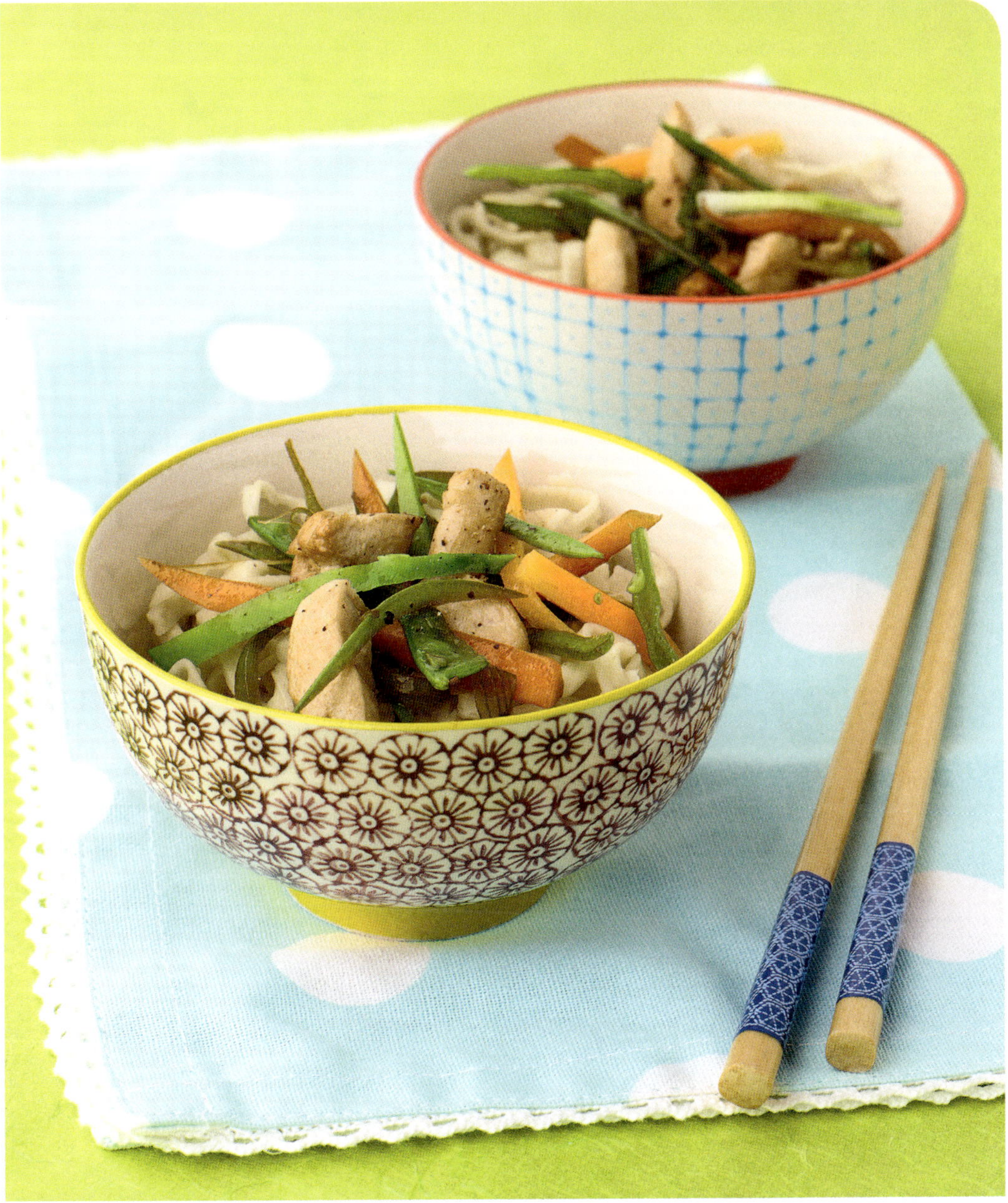

Reich an Eisen

# Putengeschnetzeltes Maharadscha

Für 2 Personen • gelingt leicht
30 Min.

- 1 kleine Zucchini
- 200 g junge Möhren
- 1 kleine Zwiebel
- 1 Knoblauchzehe
- 300 g Putenbrust
- 2 EL Rapsöl
- 1 TL Curry
- Jodsalz, Pfeffer, frisch gemahlen
- 125 ml Hühnerbrühe
- 1 TL Speisestärke
- 3 EL Sahne
- 1 EL dunkle Sojasauce

● Zucchini waschen, putzen, längs vierteln und in 3 cm lange Stücke schneiden. Die Möhren waschen, putzen, große Möhren längs halbieren und in 3 cm lange Stücke schneiden. Die Zwiebel schälen und in Streifen schneiden. Den Knoblauch schälen und fein hacken.

● Putenbrust würfeln. Das Öl in einer großen, hochwandigen beschichteten Pfanne erhitzen, das Fleisch anbraten, mit Curry bestäuben, salzen und pfeffern. Knoblauch, Zwiebeln und das Gemüse dazugeben und mit anbraten.

● Die Hühnerbrühe angießen und alles zugedeckt etwa 15 Min. schmoren. Stärke mit der Sahne verrühren, in die kochende Flüssigkeit der Pfanne gießen und aufkochen lassen. Mit Sojasauce, Curry, Salz und Pfeffer abschmecken.

**Nährwerte pro Portion**
›370 kcal ›42 g E ›18 g F ›9 g KH

**Tipp** Wenn Sie das Putengeschnetzelte gerne etwas asiatischer mögen, mischen Sie Sojabohnensprossen und etwas fein gehackten Ingwer darunter.

Reich an Eisen

## Bockshorntoast mit Senf und Pute

Für 1 Person • geht schnell
10 Min.

2 EL Bockshornklee-Keimlinge • 1 EL Schnittlauchröllchen • 1 EL Joghurt • 1 TL Senf • Jodsalz, Pfeffer, frisch gemahlen • 2 Scheiben Vollkorntoast • 1 TL Butter • 1 Scheibe Putenbrustaufschnitt

- Bockshornklee-Keimlinge eventuell blanchieren. Schnittlauch mit Joghurt, Senf, Salz und Pfeffer verrühren. Brot im Toaster rösten.

- Die Scheiben mit Butter und Senfsauce bestreichen, die Putenbrust und die Keimlinge darauflegen. Mit der zweiten Scheiben abdecken, leicht andrücken und diagonal durchschneiden.

**Nährwerte pro Portion**
›160 kcal ›8 g E ›6 g F ›19 g KH

**Tipp** Bockshornklee-Keimlinge zieht man selbst, indem man ein Küchenkrepp befeuchtet und den Samen darauf verteilt. Feucht halten. Nach 2 Tagen beginnt die Keimung.

Reich an Omega-3-Fettsäuren

## Mittelmeer-Matjes

Für 2 Personen • gut vorzubereiten
15 Min.

2 EL Weinessig • 2 EL Rapsöl • Jodsalz, Pfeffer, frisch gemahlen • 1 TL Senf • 1 EL Honig • 4 Stiele Oregano • 80 g Kirschtomaten • 40 g Frühlingszwiebeln • ½ rote Paprikaschote • 4 Matjesfilets (à ca. 60 g) (MSC-Siegel)

- Für die Vinaigrette Essig, Öl, Salz, Pfeffer, Senf und Honig verquirlen. Oregano waschen, trocken schütteln, von den Stielen zupfen, hacken und unter die Vinaigrette rühren.

- Tomaten waschen und vierteln. Frühlingszwiebeln putzen, waschen und in dünne Ringe schneiden. Paprika putzen, waschen und in Streifen schneiden. Matjes in Stücke schneiden.

- Alle Zutaten in Gläser füllen und mit Vinaigrette beträufeln. Mit Oregano garnieren. Dazu schmeckt Brot.

**Nährwerte pro Portion**
›430 kcal ›21 g E ›34 g F ›8 g KH

Reich an Jod

# Wildlachs mit Knusperspeck

Für 2 Personen • gelingt leicht
40 Min.

- 4 große Wirsingblätter
- 1 EL Butter
- Jodsalz, Pfeffer, frisch gemahlen
- 2 Tomaten
- 1 EL Doppelrahm-Frischkäse
- 1 TL Senf
- 2 Wildlachsfilets à 160 g (MSC-Siegel)
- 2 Scheiben Emmentaler
- 4 Scheiben Frühstücksspeck (Bacon)
- Schnittlauchröllchen

● Wirsing waschen und in Streifen schneiden. Butter im Topf erhitzen, Wirsing darin 5 Min. dünsten. Mit Salz und Pfeffer würzen. Tomaten heiß überbrühen, kalt abschrecken, häuten, halbieren, entkernen und klein würfeln. Frischkäse und Senf verrühren, mit Salz und Pfeffer würzen. Backofen auf 200 Grad vorheizen.

● Eine kleine Gratinform einfetten. Fisch abbrausen, trocken tupfen. Mit Salz, Pfeffer würzen. Filets nebeneinander in die Form legen und mit der Frischkäsemischung bestreichen. Zuerst den Wirsing, dann die Tomatenwürfel darauf verteilen. Mit Käse und Speck belegen.

● Fisch im Ofen 15 Min. backen. Herausnehmen und mit Schnittlauchröllchen bestreut servieren.

**Nährwerte pro Portion**

›370 kcal ›26 g E ›28 g F ›3 g KH

Reich an Omega-3-Fettsäuren

# Cremige Räucherlachs-Tagliatelle

Für 2 Personen • gelingt leicht

30 Min.

- 200 g grüne Tagliatelle
- Jodsalz, Pfeffer, frisch gemahlen
- 1 kleine Zwiebel
- 150 g Räucherlachs (MSC-Siegel)
- ½ Bund Schnittlauch
- 1 TL Butter
- 100 g Crème fraîche
- 100 ml Brühe
- Saft von ½ Zitrone

● Die Nudeln nach Packungsanweisung in Salzwasser al dente garen. Die Zwiebel pellen und fein hacken. Den Lachs in feine Streifen schneiden. Den Schnittlauch in Röllchen schneiden.

● Butter in einer Pfanne erhitzen und die Zwiebel darin glasig dünsten. Crème fraîche und Brühe dazugeben, aufkochen und etwa 5 Min. einkochen lassen.

● Nudeln und Lachsstreifen in die Sauce geben. Mit Zitronensaft, Schnittlauch, Salz und Pfeffer abschmecken.

**Nährwerte pro Portion**

›720 kcal ›28 g E ›31 g F ›80 g KH

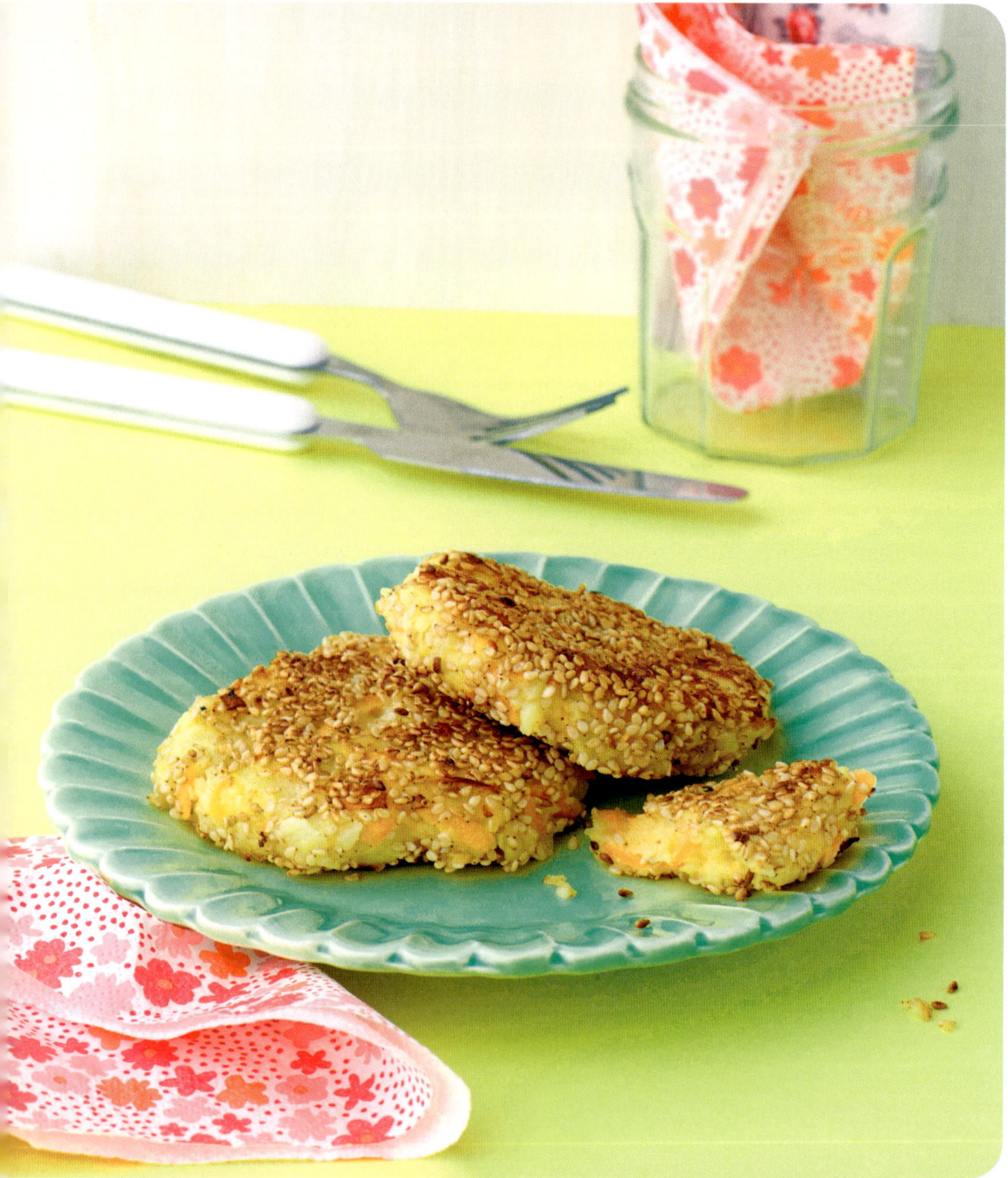

Reich an Vitamin C

# Kartoffel-Möhren-Bratlinge in Sesamknusper

Für 1 Person • geht schnell
20 Min.

- 200 g Salzkartoffeln vom Vortag
- 100 g Möhre
- ½ kleine Zwiebel
- 3 EL Sahne
- 1 Ei
- Jodsalz, Pfeffer, frisch gemahlen
- 1 Msp. Muskatnuss
- 1 EL Sesam
- 2 EL Rapsöl

● Kartoffeln durch die Kartoffelpresse drücken. Möhre waschen, putzen und sehr fein raspeln. Zwiebel schälen und ganz fein hacken. Beides zur Kartoffelmasse geben, 2 EL Sahne und das Ei hinzufügen. Mit Salz, Pfeffer und Muskat kräftig abschmecken.

● Aus der Masse 2 etwa 6 cm breite und 1–2 cm dicke Bratlinge formen.

● Die restliche Sahne in einen flachen Teller gießen, den Sesam auf einen 2. Teller geben. Die Bratlinge zuerst in der Sahne, dann im Sesam wenden und im heißen Öl von beiden Seiten goldbraun braten.

**Nährwerte pro Portion**

›570 kcal ›15 g E ›40 g F ›37 g KH

Reich an B-Vitaminen

# Marokkanischer Auberginen-Couscous

Für 2 Portionen • gut vorzubereiten
30 Min.

- 1 Knoblauchzehe
- 1 Aubergine (300 g)
- 1 Zucchini (150 g)
- 2 EL Butter
- 1 EL Rapsöl
- Jodsalz, Pfeffer, frisch gemahlen
- 1 Dose weiße Bohnen (Abtropfgewicht: 250 g)
- 200 g Couscous
- 400 ml Gemüsebrühe (instant)
- 1 Fleischtomaten
- ½ Bund Petersilie
- Cayennepfeffer nach Belieben
- 1 Prise Zimt
- 400 g saure Sahne
- abgeriebene Zitronenschale
- ½ TL Zucker

● Knoblauch abziehen und fein hacken. Aubergine und Zucchini waschen, putzen und in ½ cm große Würfel schneiden. In einem Schmortopf Butter und Öl erhitzen, Knoblauch und Gemüse darin 5 Minuten anrösten. Salzen und pfeffern.

● Bohnen in ein Sieb abgießen, abbrausen und abtropfen lassen. Mit Couscous und Brühe zum Gemüse geben.

● Das Ganze etwa 5 Minuten bei schwacher Hitze quellen lassen. Inzwischen Tomaten waschen, halbieren, entkernen, klein würfeln und unterheben. Petersilienblätter waschen, trockenschütteln und grob hacken.

● Couscous mit Salz, Pfeffer, eventuell Cayennepfeffer und Zimt kräftig abschmecken. Saure Sahne mit Zitronenschale, Zucker, Salz und Pfeffer abschmecken.

● Zum Servieren die gehackte Petersilie über das Couscousgemüse streuen und die saure Sahne dazu reichen.

**Nährwerte pro Portion**

›390 kcal ›15 g E ›12 g F ›54 g KH

Reich an Folsäure

# Gemüsesuppe Pistou

Für 2 Personen • gelingt leicht
45 Min.

- 100 g tiefgekühlte Stangenbohnen
- 200 g Kartoffeln
- 1 Möhre
- 1 Zwiebel
- 500 ml Gemüsebrühe
- 50 g rote Linsen
- 1 gelbe Paprikaschote
- 2 Tomaten
- 2 EL Pesto
- 2 EL Parmesan

● Bohnen antauen und in Stücke schneiden. Kartoffeln waschen, schälen und 1 cm groß würfeln. Möhre waschen, putzen und in dünne Scheiben schneiden. Zwiebel pellen und fein hacken.

● Bohnen und Kartoffeln in der Brühe 10 Min. garen. Möhre, Zwiebel und rote Linsen hinzufügen und weitere 10 Min. garen.

● Paprika waschen, putzen und fein würfeln. Die Tomaten waschen und würfeln. Beides in den Eintopf geben und weitere 5 Min. garen.

● Zum Schluss das Pesto unterziehen und abschmecken. Mit Parmesan bestreut servieren.

**Nährwerte pro Portion**

›310 kcal ›13 g E ›12 g F ›36 g KH

Reich an Folsäure

# Nudelsalat »Grüne Jungfer«

Für 2 Personen • braucht etwas mehr Zeit
1 Std. 35 Min.

- 200 g Spaghetti
- Jodsalz, Pfeffer, frisch gemahlen
- 1 Zwiebel
- 1 Knoblauchzehe
- 1 kleine Zucchini
- 200 g junger Spinat
- 4 EL Olivenöl
- 8 getrocknete Tomaten, in Öl eingelegt
- je ½ Bund glatte Petersilie und Basilikum
- 4 EL Tomatenketchup
- 2 EL Weißweinessig
- 2 EL Pinienkerne
- 4 EL Parmesan, frisch gerieben

● Die Spaghetti nach Packungsanweisung in Salzwasser al dente kochen, abgießen und mundgerecht kürzen. Zwiebel und Knoblauch schälen und fein hacken. Zucchini waschen, putzen und in Scheiben schneiden. Spinat gründlich waschen, putzen und trocken schleudern.

● Die Hälfte des Olivenöls erhitzen und Zwiebel und Knoblauch darin andünsten, Zucchini hinzufügen und von beiden Seiten goldgelb braten. Mit Salz und Pfeffer würzen. Tomaten mit Küchenkrepp abtupfen und in ganz feine Würfel schneiden. Petersilie und Basilikum fein hacken.

● Das restliche Olivenöl mit Ketchup, Essig, Salz und Pfeffer zu einer Marinade verrühren. Die Kräuter hinzufügen. Alle Zutaten in eine große Salatschüssel geben und vermengen.

● Den Salat etwa 1 Stunde durchziehen lassen. Die Pinienkerne ohne Fett anrösten und zusammen mit dem Parmesan über dem Salat verteilen.

**Nährwerte pro Portion**

›370 kcal ›13 g E ›16 g F ›44 g KH

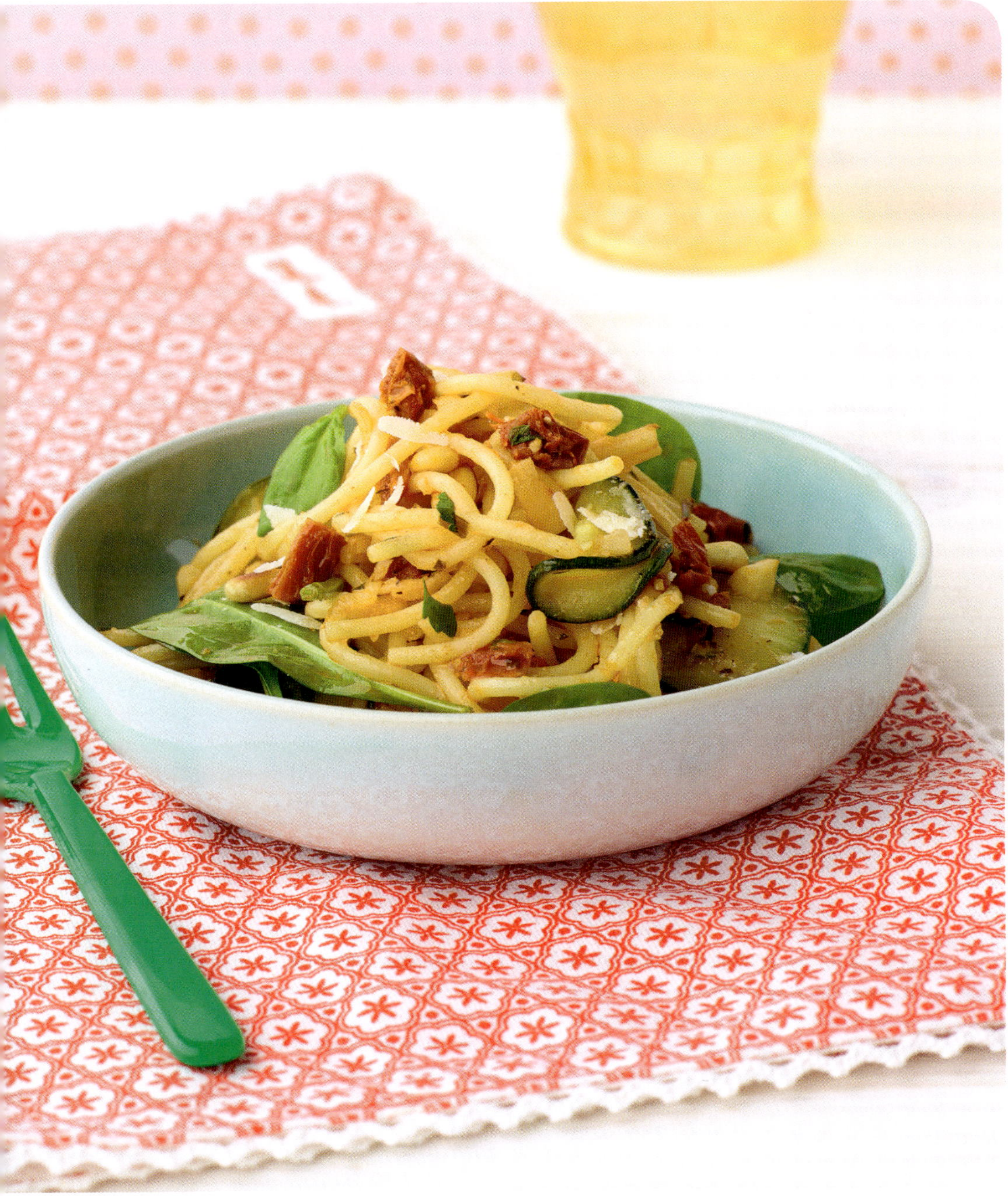

Reich an Kalzium

# Zitronenfrischer Blattsalat

Zutaten für 2 Personen • geht schnell
⏲ 20 Min.

- 50 g Friséesalat
- 50 g Eichblattsalat
- 20 Blättchen Zitronenmelisse
- 50 g Vollkorntoast
- 2 EL Butter
- 150 g Comté
- 50 g getrocknete Cranberries
- 2 EL Balsamessig
- Jodsalz, Pfeffer, frisch gemahlen
- 2 EL Olivenöl
- 2 EL Walnüsse, gehackt

● Die Salate putzen, zusammen mit der Zitronenmelisse waschen, trocken schleudern und in Stücke zupfen. Das Toastbrot würfeln. Brotwürfel in der Butter anrösten. Den Käse in kleine Würfel schneiden. Die Cranberries eventuell grob hacken.

● Aus Salz, Pfeffer, Essig und Öl ein Dressing rühren. Salat mit Käse, Weintrauben und den Walnüssen mischen.

● Alles mit dem Dressing beträufeln und mit den Brotwürfeln garniert servieren.

**Nährwerte pro Portion**
›560 kcal ›24 g E ›41 g F ›24 g KH

**Tipp** Cranberries haben einen positiven Effekt auf Harnwegsinfekte. Nach der Geburt muss sich auch die Blase erholen. Etwa 12 % der Frauen leiden nach der Entbindung an einer Harnwegsinfektion, dann sind Cranberries genau das Richtige. Die Mischsäfte haben nur einen geringen Cranberry-Anteil. Außer den gefriergetrockneten Beere können Sie auch im Reformhaus einen Saft aus 100 % Cranberries kaufen und ihn mit Wasser verdünnen. Das unterstützt den Heilungsprozess ebenfalls.

Reich an Kalzium

## Bündner Kartoffelsalat

Für 2 Personen • braucht etwas mehr Zeit
1 Std. 30 Min.

500 g kleine fest kochende Kartoffeln • Jodsalz, Pfeffer, frisch gemahlen • 20 g Bündnerfleisch, hauchdünn geschnitten • 200 g Emmentaler • 1 säuerlicher Apfel • 4 EL Apfelessig • 1 Handvoll Rucola • 2 EL Senf • 2 EL Walnussöl • 2 EL Rapsöl • 1 Pr. Zucker • 2 EL Walnüsse, gehackt

• Die Kartoffeln bürsten und 20 Min. in Salzwasser garen. Bündnerfleisch in Streifen schneiden. Den Käse würfeln. Den Apfel waschen, entkernen und fein würfeln. Rucola waschen.

• Marinade aus Senf, Apfelessig, Öl, Salz, Pfeffer und Zucker herstellen. Kartoffeln pellen und in Scheiben schneiden. Alle Zutaten mischen und 1 Stunde durchziehen lassen. Mit den Walnüssen garnieren.

**Nährwerte pro Portion**
›870 kcal ›42 g E ›58 g F ›45 g KH

Reich an Kalzium

## Gebackener Feta unter der Haube

Für 2 Personen • gelingt leicht
25 Min.

1 kleine Zucchini • 1 TL Olivenöl • 2 Scheiben Feta à 125 g • 1 Zweig Thymian • 4 getrocknete Tomaten, in Öl eingelegt

• Den Backofen auf 200 Grad vorheizen. Zucchini waschen, putzen und in dünne Scheiben schneiden. Eine Auflaufform einfetten. Die Fetascheiben hineinlegen. Die Zucchinischeiben auf dem Feta verteilen, mit Thymianblättchen bestreuen.

• Die Tomaten abtropfen lassen, fein hacken und auf die Zucchinischeiben verteilen. Im Backofen auf der obersten Schiene etwa 15 Min. backen.

**Nährwerte pro Portion**
›350 kcal ›23 g E ›27 g F ›4 g KH

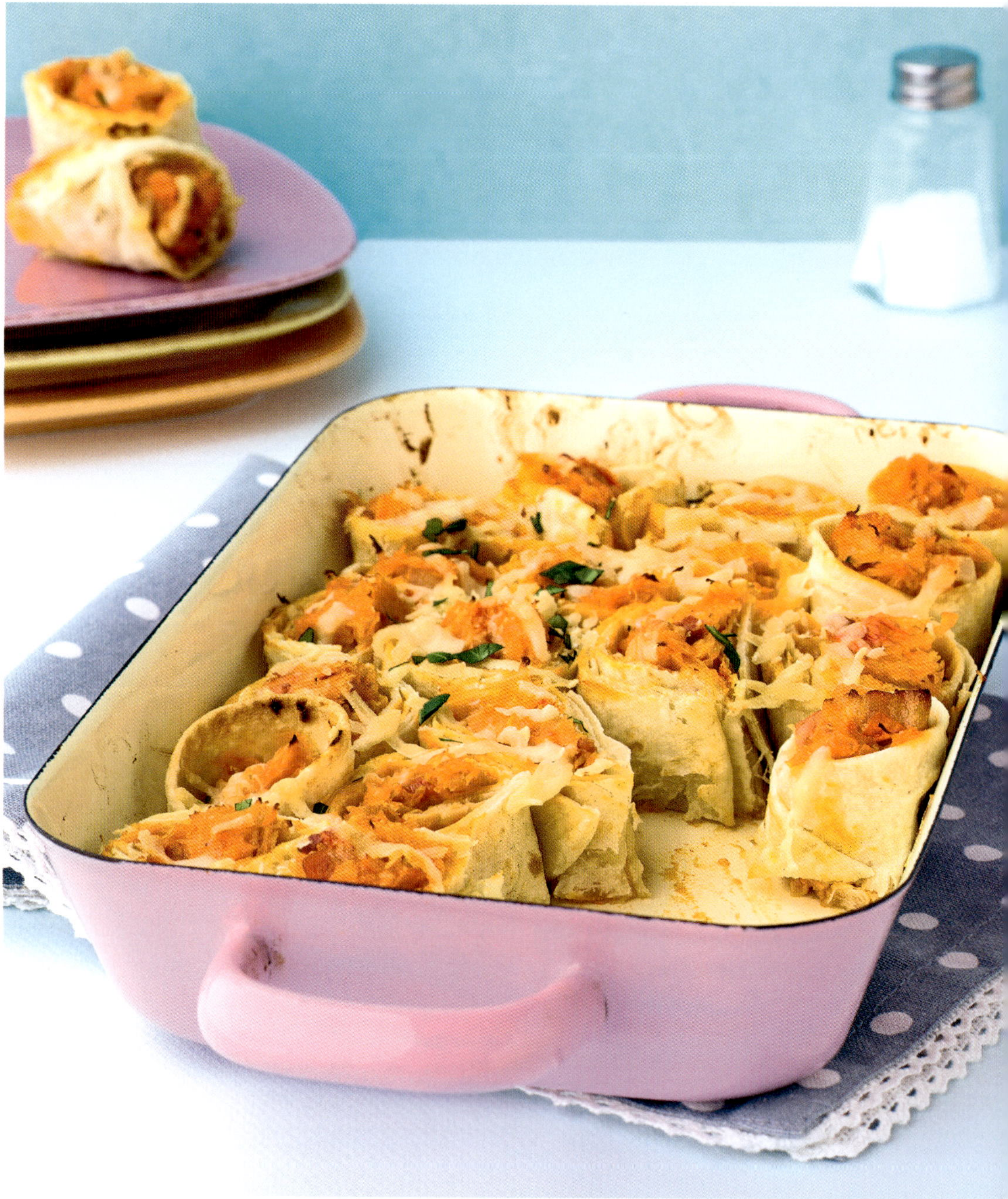

Reich an Vitamin C

# Tortilla alemana

Für 2 Personen • gut vorzubereiten
45 Min.

- 1 Zwiebel
- 50 g Katenschinkenwürfel
- 400 g Sauerkraut
- 1 Dose stückige Tomaten (400 g)
- 100 ml Apfelsaft
- 1 Lorbeerblatt
- 1 TL Paprikapulver, edelsüß
- Pfeffer
- 6 EL Crème fraîche
- 4 Tortillas
- 4 EL Parmesan, frisch gerieben
- 2 EL glatte Petersilie

● Zwiebel pellen, fein hacken, zusammen mit den Schinkenwürfeln glasig dünsten. Sauerkraut und Tomaten dazugeben. Apfelsaft, Lorbeerblatt, Paprikapulver, Pfeffer und Salz hinzufügen. Einkochen lassen und Crème fraîche unterrühren.

● Den Backofen auf 200 Grad vorheizen. Sauerkraut auf die Tortillas verteilen, aufrollen, in 2 cm dicke Stücke schneiden und aufrecht nebeneinander in eine feuerfeste Form setzen.

● Mit Parmesan bestreuen und 20 Min. überbacken.

● Vor dem Servieren mit gehackter Petersilie bestreuen.

**Nährwerte pro Tortilla**

›410 kcal ›17 g E ›20 g F ›35 g KH

Reich an Kalium

# Gratinierte gefüllte Champignons

Für 2 Personen • geht schnell

30 Min.

- 400 g große Champignons (20 Stück)
- 1 Zwiebel
- 1 Knoblauchzehe
- 1 Pastinake
- 20 g entsteinte schwarze Oliven
- 1 EL Olivenöl
- Jodsalz, Pfeffer, frisch gemahlen
- 2 TL Thymian, getrocknet
- 2 EL Butter
- 100 g Gouda, frisch gerieben
- 4 EL glatte Petersilie, frisch gehackt

● Champignons putzen und mit Küchenkrepp abreiben. Die Stiele abbrechen und fein hacken. Zwiebel und Knoblauch pellen und sehr fein hacken. Die Pastinake waschen, putzen, schälen und sehr klein würfeln. Die Oliven ebenfalls sehr fein würfeln.

● Den Backofen auf 200 Grad vorheizen. Olivenöl in einer beschichteten Pfanne erhitzen. Zwiebel, Knoblauch, Pastinake und Pilzstiele darin andünsten. Zum Schluss die fein gehackten Oliven dazugeben. Mit Salz, Pfeffer und Thymian abschmecken.

● Eine Gratinform mit Butter einfetten. Die Pilze von außen dünn mit Butter bestreichen. Die Masse in die Pilzköpfe füllen. Die Köpfe dicht nebeneinander in die Form setzen und mit dem Käse bestreuen.

● Auf der mittleren Schiene etwa 15 Min. gratinieren, dann mit der Petersilie garnieren.

**Nährwerte pro Portion**

›360 kcal ›17 g E ›32 g F ›5 g KH

Reich an Folsäure

## Brokkolicremesuppe mit Räucherforelle

Für 2 Personen • geht schnell
25 Min.

300 g Brokkoli • 1 Zwiebel • 1 EL Rapsöl • 500 ml Gemüsebrühe • 2 TL Zitronensaft • 100 g Doppelrahmfrischkäse mit Kräutern • Jodsalz, Pfeffer, frisch gemahlen • 1 Msp. Muskatnuss, frisch gerieben • 150 g geräucherte Forelle (ASC-Siegel) • 2 EL Crème fraîche

- Brokkoli waschen, putzen, in Röschen teilen und den Strunk klein schneiden. Zwiebel pellen und fein würfeln, im heißen Öl andünsten. Brokkoli dazugeben und mit der Brühe ablöschen. Zitronensaft hinzufügen und etwa 15 Min. garen.

- Den Frischkäse dazugeben und die Suppe pürieren. Mit Salz, Pfeffer und Muskat abschmecken. Die Forellenfilets schräg in Streifen schneiden. Suppe mit den Forellenstreifen und Crème fraîche garnieren.

**Nährwerte pro Portion**
›350 kcal ›5 g E ›26 g F ›19 g KH

Reich an ß-Carotin

## Schnelle Tomaten-Möhren-Suppe

Für 2 Personen • preisgünstig
25 Min.

1 Zwiebel • 1 Knoblauchzehe • 2 mittelgroße Möhren • 2 EL Rapsöl • 1 große Dose geschälte Tomaten • ¼ l Gemüsebrühe • ½ TL getrockneter Thymian • 1 EL Zucker • Jodsalz, Pfeffer, frisch gemahlen • 100 g Sahne • Basilikumblättchen

- Zwiebel und Knoblauch pellen und fein hacken. Möhren waschen, putzen und fein würfeln. Zwiebeln, Knoblauch und Möhren im Öl andünsten. Tomaten und Brühe dazugeben. Mit Thymian, Zucker, Salz und Pfeffer würzen und 15 Min. garen.

- Die Suppe pürieren. Sahne unterrühren, abschmecken und mit Basilikum garnieren.

**Nährwerte pro Portion**
›350 kcal ›5 g E ›26 g F ›19 g KH

Reich an B-Vitaminen

# Gorgonzola-Fenchel-Ciabatta

Für 4 Stück • gut vorzubereiten
35 Min.

- 1 Möhre
- 1 kleine Knolle Fenchel
- 1 EL Olivenöl
- 50 g Gorgonzola
- 1 EL Speisestärke
- Jodsalz, Pfeffer, frisch gemahlen
- 2 Ciabattabrötchen (Aufbackware)
- 2 Scheiben gekochter Schinken
- 2 EL Parmesan, frisch gerieben

• Möhre waschen, putzen und in Scheiben schneiden. Fenchel waschen und putzen und in dünne Spalten schneiden. Das Fenchelgrün fein hacken und beiseitestellen. Das Öl in einer beschichten Pfanne erhitzen und das Gemüse darin mit geschlossenen Deckel etwa 5 Min. dünsten.

• Gorgonzola in kleine Würfel schneiden und unter das Gemüse mengen. Den Backofen auf 200 Grad vorheizen. Die Speisestärke mit etwas Wasser verrühren, das Gemüse damit binden und mit Salz und Pfeffer abschmecken.

• Die Brötchen längs aufschneiden. Auf jede Ciabattahälfte ½ Scheibe gekochten Schinken legen, die Gemüse-Gorgonzola-Mischung darauf verteilen und mit Parmesan bestreuen.

• Die Ciabattahälften auf der mittleren Schiene etwa 15 Min. backen. Vor dem Servieren mit dem Fenchelgrün garnieren.

**Nährwerte pro Portion**

›380 kcal ›19 g E ›17 g F ›35 g KH

Reich an Vitamin C

# Superschlemmer-Kartoffelgratin

Für 2 Personen • braucht etwas mehr Zeit

1 Std. 10 Min.

- 600 g Kartoffeln
- 1 Zwiebel
- 1 Knoblauchzehe
- 1 TL Butter
- Jodsalz, Pfeffer, frisch gemahlen
- 80 g Appenzeller, gerieben
- 100 ml Milch
- 150 g Sahne

● Die Kartoffeln schälen und in ganz feine Scheiben hobeln. Zwiebel und Knoblauch pellen. Die Zwiebel in sehr dünne Ringe schneiden. Den Backofen auf 180 Grad vorheizen und eine flache Gratinform mit der Butter einfetten.

● Etwa die Hälfte der Kartoffelscheiben in die Gratinform geben, salzen und pfeffern. Den Knoblauch durch eine Presse drücken und auf den Kartoffelscheiben verteilen. Mit der Hälfte des Käses bestreuen. Die restlichen Kartoffeln in die Gratinform schichten, würzen und die Zwiebelringe auf dem Gratin verteilen.

● Milch und Sahne miteinander verrühren, mit Salz und Pfeffer würzen und über das Kartoffelgratin gießen.

● Auf mittlerer Schiene etwa 50 Min. backen. Etwa 10 Min. vor Ende der Backzeit mit dem restlichen Käse bestreuen und goldgelb überbacken.

**Nährwerte pro Portion**

›640 kcal ›20 g E ›40 g F ›50 g KH

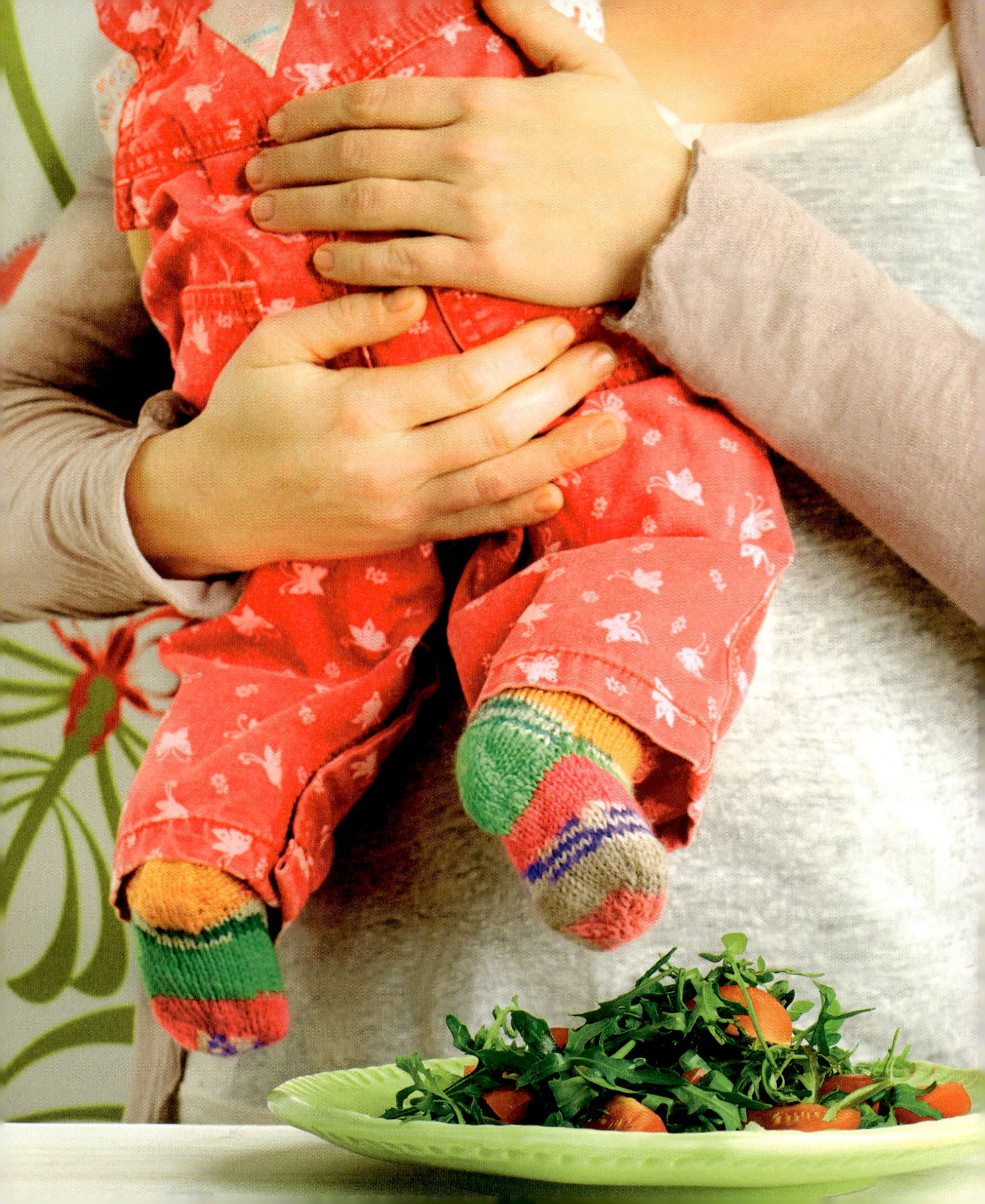

# Nur noch essen für mich!

Manch eine Frau ist nach der Stillzeit frustriert, dass sie nicht mehr ihre alte Figur besitzt. Bis zu 3 kg mehr sind nach der Schwangerschaft absolut üblich.

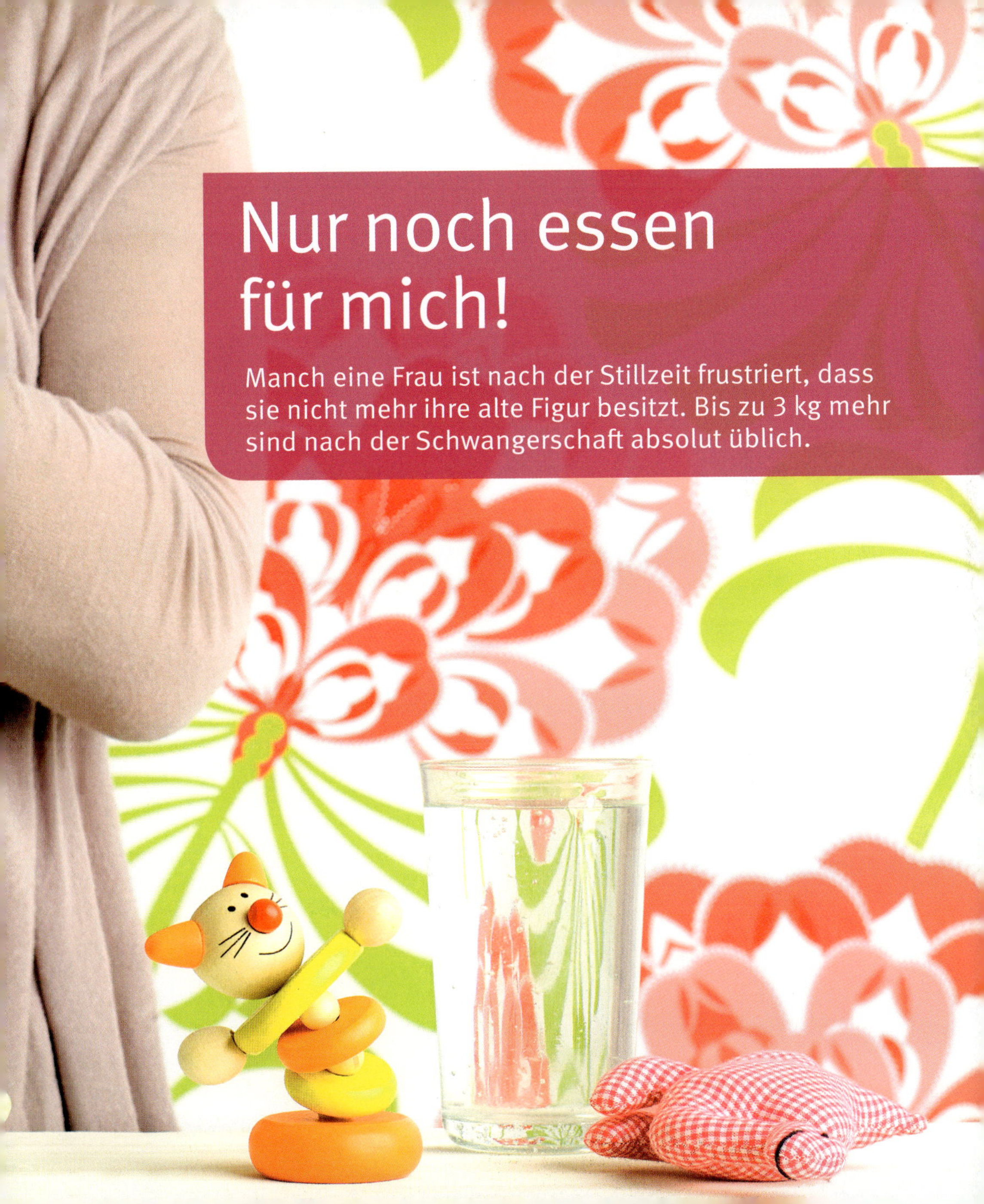

# Hüftgold ade!

Ein paar Kilo mehr nach der Schwangerschaft sind völlig normal. Doch nach dem Abstillen brauchen Sie diese Pfunde nicht mehr und können aktiv dagegen angehen.

## Gründe für die Kilos

Gerade Frauen, die schon vor der Schwangerschaft mit ihrem Gewicht zu kämpfen hatten, bringen danach häufig 5-15 kg mehr auf die Waage. Es werden für die Gewichtszunahme viele Gründe diskutiert. Dabei ist nicht ein einziger Grund alleine zutreffend, in der Regel finden sich mehrere Ursachen für die Gewichtsprobleme nach der Schwangerschaft.

### Essbremse lässt sich nicht ziehen

Für eine große Zahl von Müttern, die ihre zusätzlichen Pfunde nicht wieder abbauen können, gilt, dass sie sich an das Mehressen durch den erhöhten Kalorienbedarf während der Schwangerschaft und Stillzeit gewöhnt haben. Oft haben die Frauen es genossen, unbeschwert mehr zu essen, und es fällt ihnen nun schwer, die gelöste Essbremse wieder anzuziehen. Anders ausgedrückt: Es geht darum, nun wieder stärker kopf- als bauchlastig zu essen, den inneren Schweinehund zu besiegen und wieder bewusster zu essen.

Eine Crash-Diät ist nicht notwendig. Das bewusste und kalorienarme Essen verhilft Ihnen zurück zu Ihrer alten Figur.

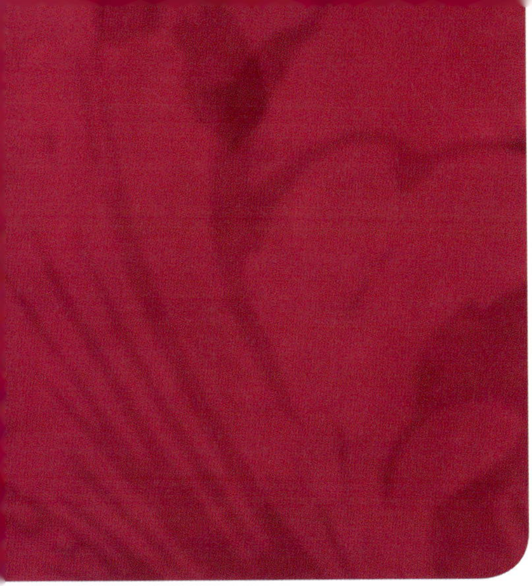

hat, dass man selbst weniger aktiv ist und auch weniger Zeit für sich selbst findet, um sich selbst etwas Gutes zu tun. Gar nicht mal bewusst greifen viele Mütter zu Schokolade, Keksen, Kuchen, Teilchen, die man sich sonst eher selten gegönnt hat. Süßkram ist schnell gegessen und spendet unbestritten viel Trost in einem Lebensabschnitt, in dem insbesondere die Mütter ihre eigenen Bedürfnisse hinter die ihrer Kinder und der gesamten Familie zurückstellen. Als Mutter, insbesondere von Kindern unter 3 Jahren, ist man viel zu Hause und der gut gefüllte Kühlschrank oder die Süßigkeitenvorräte sind böse Essfallen. So steht man vor dem Kühlschrank und schiebt sich schnell ein Stück Käse rein, das nicht satt macht, aber ein kleiner hochkalorischer Happen ist.

### Hormonelle Veränderungen

Auch der Hormonhaushalt ändert sich im Laufe eines Lebens. Doch weder schwanger gewesen zu sein noch gestillt zu haben, sind die entscheidenden Faktoren, sondern einfach das Älterwerden. Je älter wir werden, umso weniger Kalorien verbrennen wir. Bei manchen ist dies hormonell bedingt nach einer Schwangerschaft stärker ausgeprägt als bei anderen.

### Sie haben weniger Zeit für sich

Entscheidend ist vermutlich jedoch, dass man seinen Lebensstil aufgrund des neuen Erdenbürgers so geändert

### Weniger Bewegung

Die Mobilität ist in der Regel mit Baby stark eingeschränkt. Das hat mir persönlich am meisten zu schaffen gemacht. Ich kann mich noch genau an den herrlichen Frühlingstag erinnern, als mein Kind das erste Mal in einem Kinderfahrradsitz saß und ich endlich wieder Rad fahren konnte. Ein befreiendes Gefühl aus der Kombination

### »Entflammt für den Genuss«

Um zwischendurch möglichst selten zu naschen, kleben Sie auf eine Streichholzschachtel den Spruch »Entflammt für den Genuss«. Diese Streichholzschachtel legen Sie in die Nähe des Kühlschrankes oder Süßigkeitenschrankes. Wenn der Heißhunger kommt, zünden Sie zuerst ein Streichholz aus der Schachtel an und überlegen sich während des Abbrennens, ob Sie wirklich jetzt etwas essen müssen, was sich nur unnötig um die Hüften legt. Wenn Sie so durch den Geruch des brennenden Streichholzes und Ihren guten Vorsätzen die »überflüssige« Lust auf Süßes oder andere Gelüste verhindern konnten, dann ist ein wichtiger Schritt getan und er wird nach Wiederholung verlangen.

»Freiheit + Beweglichkeit + sinnvolle Erledigungen«. Ich hatte vor der Geburt die täglichen Einkäufe und Erledigungen immer mit dem Rad gemacht, und jetzt hatte ich zwar für kurze Strecken stets den Kinderwagen geschoben, aber alle Entfernungen von mehr als 3 km wurden doch aus Zeitnot oft mit dem Auto bewältigt. Das hat meiner Fitness und meiner persönlichen Zufriedenheit arg zugesetzt.

Versuchen Sie, den Bewegungsanteil in Ihrem Alltag zu erhöhen: Erledigen sie mehr zu Fuß, benutzen Sie Ihr Fahrrad und lassen Sie das Auto möglichst häufig stehen.

## Bewegung in den Alltag integrieren

Wenn Zeit zum Sportmachen fehlt, sollten Sie darauf achten, sich im Alltag zusammen mit dem Baby viel zu bewegen. Bei einem einzigen Kind ist es noch recht einfach, körperliche Aktivität mit der Versorgung des Babys zu kombinieren. Mit etwas Kreativität werden Sie auch für sich das richtige Bewegungsprogramm finden. Hier kommen einige Vorschläge, die sich leicht in den Alltag integrieren lassen:

- **Besuchen Sie einen Rückbildungskurs.** Es gibt Kurse, zu denen Babys mitgebracht werden dürfen. Effizienter sind vermutlich aber solche ohne Baby, wo Sie Zeit für sich und Ihren Körper haben. Aber besuchen Sie einen Rückbildungskurs! Ich kenne viele Mütter, die es versäumt haben und es im Nachhinein bereuen, da sie schon als 40-Jährige unter leichter Inkontinenz leiden. Ungelogen: Wenn sie herzhaft und ausdauernd lachen oder stark husten müssen, schließt ihre Blase nicht perfekt.

- **Gehen Sie täglich mit Ihrem Kind im Kinderwagen spazieren. Nicht schlendern, sondern zügig gehen** und dabei die Pobacken zusammenkneifen und den Bauch einziehen. Dabei Körperspannung aufbauen!
- **Können Sie Inline-Skaten oder haben Sie früher mal gejoggt?** Dann suchen Sie sich in Ihrer näheren Wohnumgebung eine Möglichkeit, mit dem Kinderwagen Ihre Runden zu drehen. Natürlich sollten Sie beim Kauf des Kinderwagens darauf achten, dass er für sportliche Aktivitäten geeignet ist. Wenn Ihnen alleine die Kraft fehlt, dann treiben Sie Sport im Team. Der Partner kann dabei der Vater des Kindes, eine Freundin oder Nachbarin sein. Teilen Sie sich das Schieben des Kinderwagens, so ist die Kraftanstrengung gleichmäßig verteilt.
- **Ein steiler Berg** kann auch als sportliche Herausforderung verstanden werden. Keine Ausreden: Die Steigung eines Hügels ist für Sie mit Kinderwagen nicht zu viel. Bezwingen Sie den Hügel täglich mit Kinderwagen. Das gibt Power und kurbelt die Fettverbrennung an.
- **Wenn Sie im Fitnessstudio angemeldet** waren, dann versuchen Sie nach dem Abstillen wieder, diesem Sport nachzugehen. Es gibt mittlerweile viele Studios mit Kinderbetreuung. Klar, wer gibt schon gerne sein Liebstes her, aber es tut Ihrem Kind in der Regel gut. Sie möchten sich schließlich bewegen und wenn Ihr Kind häufiger mit Ihnen dort ist, gewöhnt es sich an die fremde Umgebung, lernt die Betreuerinnen kennen und fühlt sich mit der Zeit geborgen.
- **Wenn die Großeltern in der Nähe wohnen** und Ihr Kind gerne umsorgen, dann sehen Sie dies als eine Chance, die Sie nutzen sollten. Vor 150 Jahren waren Großfamilien gang und gäbe. Für Ihr Kind ist es gut, andere Kontaktpersonen zu haben und auch andere Erziehungsstile zu erleben. Und Sie haben ein bisschen mehr Zeit für sich, die Sie, wenn möglich, mit Sport sinnvoll ausfüllen können.

- **Sportliche Hausarbeit:** Lachen Sie ruhig, aber man kann so oder so putzen. Schlapp im Sitzen zu bügeln oder mit Musik und Hüftschwung das Bügeleisen übers Brett tanzen lassen sind verschiedene Dinge. Wenn Sie über Kopfhörer Ihre Lieblingsmusik hören, steigt dabei die Laune und damit schon mal leicht der Energieverbrauch. Auch der Bewegungsdrang nimmt unaufhörlich zu. So setzt die Fettverbrennung ein: beim Staubsaugen auf einem Bein hüpfen oder beim Wischen immer mal wieder auf den Zehenspitzen ein paar Schritte gehen bzw. beim Badputzen den Bauch anspannen und kräftig hin und her schrubben. Alles ist für die Figur besser, als ineffizient auf dem Sofa zu sitzen.

## Sparsam mit Süßem

Süßes schmeckt uns allen. Damit lässt sich schnell der Hunger stillen, doch leider ist das Sättigungsgefühl nur von kurzer Dauer. Im Körper passiert Folgendes: Der Blutzuckerspiegel steigt rasch an – das ist das Signal für die Bauchspeicheldrüse, Insulin in großer Menge auszuschütten, um den Spiegel wieder zu normalisieren. Dabei kommt es bei einem schnellen Blutzuckeranstieg zu einer etwas erhöhten Insulinabgabe, was dazu führt, dass der Blutzuckerspiegel nun leicht unter die normale Grenze sinkt. Dies erklärt, dass die Lust auf Süßes nicht satt macht, sondern im Gegenteil eine leichte Unterzuckerung und damit erneut eine Heißhungerattacke auslösen kann. Bei einem gemäßigten Blutzuckerverlauf passiert dies nicht.

Für einen langsameren Blutzuckeranstieg sorgen frisches Obst und Vollkorngetreideprodukte mit wenig Zucker und/oder Honig. Sie liefern Kohlenhydrate (Zucker in verpackter Form) und zusätzlich reichlich Ballaststoffe. Der enthaltene Zucker wird nur nach und nach ins Blut abgegeben. Der Blutzuckerspiegel steigt mäßig, und die Insulinproduktion übersteigt nicht das nötige Maß. Auch andere Nahrungsbestandteile wie Fett sorgen dafür, dass der Zucker nicht so schnell ins Blut aufgenommen wird.

Die Faustregel lautet, dass Obst zu 80 % Wasser enthält und damit eine geringere Energiedichte als jedes andere süße Lebensmittel hat.

## So viele Kalorien können Sie verbrennen

| Kalorienkiller Hausarbeit | Kalorienverbrauch |
|---|---|
| Staubsaugen | 130 kcal/30 Min. |
| Fenster putzen | 120 kcal/30 Min. |
| Bettenmachen | 120 kcal/30 Min. |
| Wischen | 120 kcal/30 Min. |
| Bügeln | 90 kcal/30 Min. |
| Kochen | 90 kcal/30 Min. |
| Geschirrspülen | 80 kcal/30 Min. |
| Backen | 70 kcal/30 Min. |
| **Kalorienkiller Sport** | **Kalorienverbrauch** |
| Rad fahren (8–12 km/h) | 130 kcal/30 Min. |
| Wandern (ebenes bis hügeliges Gelände) | 160 kcal/30 Min. |
| Rad fahren (12–15 km/h) | 200 kcal/30 Min. |
| Tennis | 220 kcal/30 Min. |
| Inline-Skaten | 230 kcal/30 Min. |
| Schwimmen (Brust, Kraul, mittleres Tempo) | 240 kcal/30 Min. |
| Skilanglauf (Ebene, mittleres Tempo) | 240 kcal/30 Min. |
| Nordic Walking | 280 kcal/30 Min. |
| Ballspiele (Fußball, Handball) | 280 kcal/30 Min. |
| Schwimmen (Brust, Kraul, hohes Tempo) | 320 kcal/30 Min. |
| Laufen (12 km/h) | 580 kcal/30 Min. |

### Schokolade macht glücklich – Bananen auch

Manchmal muss es einfach ein Riegel Schokolade sein. Glaubt man den vielen Untersuchungen, dann erhöht sich im Gehirn die Konzentration des Serotonins – eines körpereigenen Glückshormons. Dieser sogenannte Neurotransmitter sorgt für das Wohlbefinden zwischendurch. Serotonin überbringt an die Zellen nur gute Nachrichten: Glück, Zufriedenheit oder Entspannung. Doch wird Serotonin im Gehirn knapp, wirkt sich dieser Mangel auf die Psyche aus und schlechte Laune macht sich breit. Das Verlangen nach Lebensmitteln, die das Hormon wieder ansteigen lassen, nimmt automatisch zu. Jetzt ist bei vielen der Griff zur Schokolade eine übliche Reaktion. Doch auch Bananen oder Walnüsse sind gute Serotoninlieferanten! Und übrigens: Das mit der Schokolade stimmt nur, wenn Sie dunkle Schokolade mit einem sehr hohen Kakaoanteil genießen. Wenn schon Schokolade, dann solche, die auch glücklich macht – mit mindestens 70-prozentigem Kakaoanteil. Und die schlechte Nachricht: Auch diese Schokolade hat einen hohen Fett- und Zuckeranteil. Ein Riegel (4 Stück) reicht.

## Auf das Volumen kommt's an

Experimentell ist nachgewiesen worden, dass nicht nur die Kalorienmenge, sondern auch das Volumen einer Mahlzeit entscheidend für das Gefühl der Sättigung ist. 400–500 g feste Nahrung im Magen machen uns im Durchschnitt satt. So können wir problemlos zwei Hamburger verputzen und haben dann gleich mehr als 1000 kcal verschlungen. Dieses Phänomen erklärt auch, warum eine Tafel Schokolade (100 g) mit über 500 kcal gar nicht richtig satt macht und Sie auch ganz locker eine Tüte Chips nebenbei verdrücken können.

### Schnippeln macht schlank

Sie ahnen schon, worauf es hinausläuft. Bei der Auswahl der Lebensmittel ist auf die Energiemenge pro Gewicht zu achten. Der Fachbegriff lautet Energiedichte. Wenn Sie sich jeden Morgen einen Teller mit klein geschnittenem Obst zubereiten, dann liefern 2–3 Äpfel (400–500 g) nur 250 kcal und machen Sie satt. 500 g Erdbeeren bringen es nur auf schlappe 130 kcal. Und wer Gurkenscheiben, Möhren- und Paprikastreifen isst, der verdrückt weniger als 100 kcal bei gleichem Volumen. Mundgerecht geschnittenes und nebenbei gegessenes Obst und Gemüse hilft ungemein beim Abnehmen.

### Eine richtige Mahlzeit hilft beim Abnehmen

Wenn Sie bei warmen Mahlzeiten Nudeln, Reis und Kartoffeln als Beilage essen und möglichst fettarm kochen, stets ein Gemüse bzw. einen Salat dabei haben und die Fleisch- und auch Fischportion klein halten, dann kommt es langsam, aber langfristig zu einem gewünschten Gewichtsverlust.

Sie sehen, dass Sie mit normalen Portionen auf ein Volumen kommen, das satt macht und eine geringe Energiedichte hat. Natürlich essen Sie nicht jeden Tag so ideal und besonders fettarm. Das muss auch nicht sein, aber dieses Grundschema sollten Sie dennoch trainieren. Mit der Zeit verankert es sich dann in Ihrem Verhalten und Sie essen diese voluminösen, energiearmen Mahlzeiten ganz selbstverständlich und die Kilos purzeln.

## Auch Eiweiß hilft beim Abnehmen

Eiweiß gehört zu den Grundbausteinen aller Zellen. Wir Menschen brauchen besonders viel Eiweiß, wenn unser Körper wächst. Doch unsere Zellen sind lebendiges Material – es werden ständig Zellen ab- und aufgebaut – und daher

### Optimale Zusammensetzung warmer Mahlzeiten

| Energie | Vitalität | Power |
|---|---|---|
| 160 g gekochte Nudeln: 300 kcal oder<br>150 g gekochter Reis: 180 kcal oder<br>250 g gekochte Salzkartoffeln: 175 kcal | 200 g Gemüse fettarm zubereitet: 50–80 kcal | 100 g fettarm zubereiteter, magerer Seefisch: 120 kcal oder<br>100 g fettarm zubereitetes, mageres Fleisch: 150 kcal |

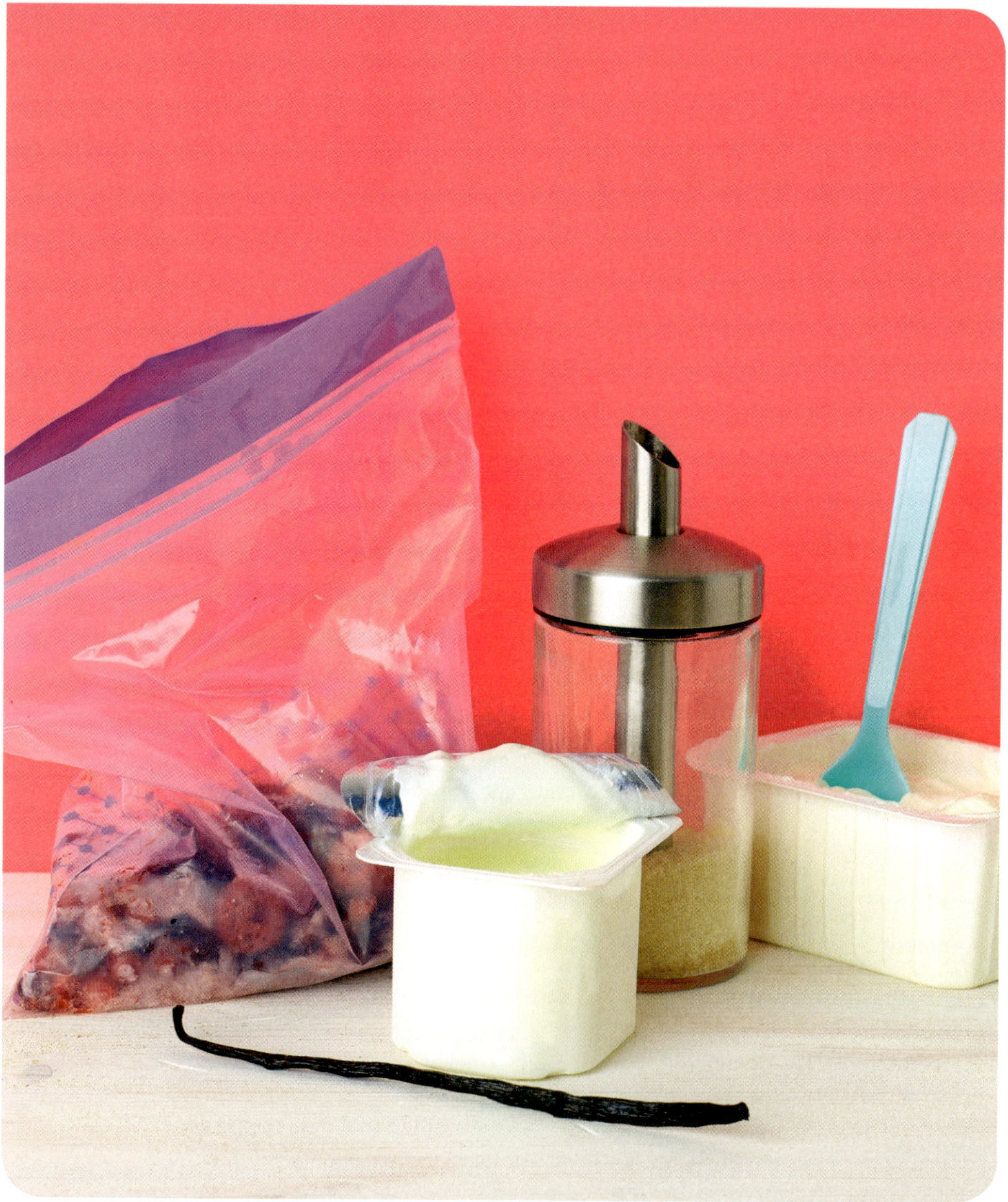

### Mein Eiweiß-Sättigungs-Tipp

Meine persönliche Kampagne gegen die Phasen, in denen ich immer wieder zum Snacken den Kühlschrank aufsuche, was sich auch durch eine unbehagliche Enge am Hosenbund bemerkbar macht, ist die Quark-Zwischenmahlzeit-Phase. Und die funktioniert so:
1 Handvoll Tiefkühlobst (bei mir Himbeeren) werden abends zum Auftauen rausgestellt. Morgens rühre ich nach Augenmaß etwa 200 g Magerquark, 150 g Naturjoghurt (1,5 % Fett), 1 Päckchen Bourbon-Vanillezucker und 1 EL Zucker unter die Früchte. Wenn ich dann spätestens um 11 Uhr die Kühlschranktür öffne, genieße ich die Quarkspeise anstatt Käse oder einen Löffel Nutella. Nach dem Verputzen der Quarkspeise stellen sich die Gelüste auf das Snacken aus dem Kühlschrank nicht mehr ein. Anders bei Käse, da zieht es mich immer wieder an den Kühlschrank.

verlangt der Körper ständig nach Nachschub. Da Eiweiß auch Grundbaustein pflanzlicher Zellen ist, enthält nicht nur Fleisch, sondern enthalten auch Kartoffeln, Brot, Gemüse und Obst Eiweiß.

Einige Studien konnten belegen, dass die Testpersonen nach eiweißreichen Mahlzeiten weniger Hunger verspüren und weniger essen. Eiweiß hilft also beim Abnehmen. Unter eiweißreicher Kost ist nicht zu verstehen, dass Sie es gleich übertreiben und sich nach den Ernährungsvorschlägen der Montignac-Methode ernähren sollen, sondern überprüfen Sie einmal, ob Sie täglich Quark und Käse essen. Und 3-mal die Woche Fleisch und 1-mal Fisch reichen aus. Wenn dann noch Brot, Nudeln, Kartoffeln und Reis auf Ihrem Speiseplan stehen, dann stimmt auch Ihre Eiweißversorgung.

## Seltener ins Fettnäpfchen treten

Da Fett einen mehr als doppelt so hohen Energiegehalt als Kohlenhydrate und Eiweiß hat, hat fettes Essen

## Versteckte Fette

| Lebensmittel | Fettgehalt in g |
|---|---|
| **Milchprodukte & Käse** | |
| 1 Glas Milch, 3,5 % Fett (200 ml) | 7 g |
| 1 Stückchen Pecorino (30 g) | 9 g |
| 1 Stückchen Camembert, 60 % Fett .i.Tr. (30 g) | 10 g |
| 1 Stückchen Gorgonzola (30 g) | 10 g |
| 1 Stückchen Gruyère (30 g) | 10 g |
| **Kartoffeln** | |
| Bratkartoffeln, selbst zubereitet (200 g) | 16 g |
| 2–3 Kartoffeln, ohne Schale (ca. 200 g) | in Spuren |
| Kartoffelchips (50 g) | 20 g |
| 1 Kartoffelpuffer, selbst zubereitet (50 g) | 10 g |
| Pommes frites, frittiert (1 Portion, 150 g) | 22 g |
| Pommes frites, gebacken (1 Portion, 150 g) | 15 g |
| **Nüsse** | |
| 1 gehäufter Esslöffel Erdnüsse (10 g) | 5 g |
| 1 gehäufter Esslöffel Haselnüsse (10 g) | 6 g |
| 1 gehäufter Esslöffel Mandeln (10 g) | 5 g |

| Lebensmittel | Fettgehalt in g |
|---|---|
| 1 gehäufter Esslöffel Pistazien (10 g) | 5 g |
| **Süßes** | |
| 1 Blätterteigteilchen (60 g) | 23 g |
| 2 Riegel Bounty (65 g) | 16,6 g |
| 1 Riegel Mars (65 g) | 9,5 g |
| 1 Teelöffel Nutella (10 g) | 3 g |
| 1 Stück Schwarzwälder Kirschtorte (140 g) | 19 g |
| **Wurst und Fleisch** | |
| 30 g feine Leberwurst (auf einer Scheibe Brot gestrichen) | 10 g |
| 1 Stückchen Salami (30 g) | 9 g |
| 1 Paar Wiener Würstchen (100 g) | 12 g |

auf Dauer fatalere Folgen für die Figur und das Körpergewicht. Das Problem: Fett schmeckt! In Fett können sich die meisten Geschmacksstoffe prima entfalten, und Fett im Essen gibt den Gerichten oft ein besonders gutes Gaumengefühl. Als Richtwert veranschlagt die Deutsche Gesellschaft für Ernährung 60–80 g Fett am Tag. Bildlich gesprochen sind das ¼–⅓ Stück Butter. Doch tatsächlich essen wir viel mehr: 120–140 g. Ein Drittel fällt dabei auf das Streichfett und Speiseöle. Weitere Fettlieferanten sind Fleisch und Wurst (19 Prozent der verzehrten Fette) und Milchprodukte und Käse (14 Prozent der verzehrten Fette). Süßwaren und Knabberartikel führen zu einem wei-

# Warum Ballaststoffe so wichtig sind

Unter dem Begriff Ballaststoffe verbergen sich verschiedene Substanzen, wie z. B. Inulin, Zellulose, Hemizellulose oder Oligofruktose. Ballaststoffe machen uns satt und liefern keine Energie.

Ballaststoffe kommen nur in pflanzlichen Lebensmitteln vor. Im Zusammenspiel mit den Kohlenhydraten halten sie den Blutzuckerspiegel in Balance. Wir nehmen im Durchschnitt nur ⅔ der empfohlenen Menge von 30 g Ballaststoffen auf.

**Die wichtigsten Ballaststoff-Lieferanten:**

- Vollkornprodukte, Müsli, Vollkornbrot, Naturreis, Haferflocken, Kartoffeln, Möhren, Sauerkraut, Bohnen, Erbsen, Linsen, alle Blattsalate und alle Gemüse- und Obstsorten.

Etwa die Hälfte der Ballaststoffe sollte aus Getreide kommen. Um das zu erreichen, spielt Brot eine wichtige Rolle in der Ernährung.

## Das sagt der GLYX-Faktor aus

Der glykämische Index, heute als GLYX-Faktor in aller Munde, sagt indirekt etwas über den Ballaststoffgehalt der Lebensmittel aus. Ein hoher Ballaststoffgehalt korreliert positiv mit einem niedrigen GLYX-Faktor. Je niedriger der GLYX-Faktor eines Nahrungsmittels ist, umso langsamer und flacher verläuft der Blutzuckeranstieg. Dieses Phänomen hat einen positiven Einfluss auf unser Hungergefühl. Ein flacher und langsamer Blutzuckerspiegelverlauf führt zu einer lang anhaltenden Sättigung und verhindert ein zu starkes Absinken des Blutzuckerspiegels, das wiederum das Gefühl von Hunger auslöst.

## Lebensmittel und ihr GLYX-Faktor

| **hoher GLYX-Faktor (≥ 70)** | **mittlerer GLYX-Faktor (55–70)** | **niedriger GLYX-Faktor (≤ 55)** |
|---|---|---|
| Fruchtjoghurt, Fruchtsaft<br>Kartoffelbrei, Weißbrot, Zwieback, Laugenbrezeln, Minutenreis, Kekse, Cornflakes<br>Bananen, Trauben, Rosinen<br>Honig, Marmelade<br>Gummibärchen, Haushaltszucker, Traubenzucker | Roggenbrot, Körnerbrötchen, Pumpernickel, Müsli mit hohem Anteil von Trockenfrüchten<br>Pellkartoffeln, Parboiled-Reis, Nudeln<br>Mais, Erbsen, Tomatensaft, Äpfel, Birnen, Orangen, Erdbeeren | Vollkornbrot, Vollkornbrötchen, Naturreis, Hülsenfrüchte, Getreideflocken<br>Buttermilch, Naturjoghurt<br>grüne Bohnen, Zucchini, Tomaten, Paprika, Blattsalate |

**Orangensaft, Cola, Cornflakes und Toastbrot** weisen einen hohen GLYX-Faktor auf, da ihr Anteil an einfachen Kohlenhydraten hoch ist und der Ballaststoffanteil gering.

Diese Lebensmittel sollten Sie möglichst meiden. Natürlich gehört zu einem ausgiebigen Frühstück auch Orangensaft dazu, aber Fruchtsäfte unverdünnt sollten nicht die Regel sein, da ihr GLYX-Faktor zu hoch ist. Cornflakes, die heute als gesunde Lebensmittel beworben werden, sind bezogen auf ihren GLYX-Faktor äußerst ungünstig. Sie sind praktisch wie Süßigkeiten zu bewerten. Ein Müsli aus Getreideflocken ist sicherlich die bessere Wahl. Und Toast und Weißbrot ersetzen Sie möglichst häufig durch Vollkornbrot.

**Vollkornprodukte, Hülsenfrüchte, Gemüse** haben einen **niedrigen GLYX-Faktor,** da sie viele Ballaststoffe und vor allem komplexe Kohlenhydrate enthalten. Sie sollten daher täglich auf Ihrem Speiseplan stehen. Gemüse essen dürfen Sie ohne Ende – dabei ist nicht so entscheidend, wie niedrig oder hoch sein glykämischer Index ist.

### Ampel-Check im Supermarkt

| | GRÜN | GELB | ROT |
|---|---|---|---|
| Fett | bis 3 g / 100 g | 3–20 g / 100 g | über 20 g / 100 g |
| Zucker | bis 5 g / 100 g | 5–12,5 g / 100 g | über 12,5 g / 100 g |

teren Drittel. Wer also fit bleiben will, muss auch auf den Fettgehalt achten.

### Versteckte Fette ruinieren die Figur

Wie schon der Begriff »versteckt« ausdrückt, ist das Gemeine am Essen, dass wir nicht sehen, wie viel Fett in welchem Lebensmittel steckt. Ein Blick auf die nachfolgende Tabelle zeigt Ihnen, wie schnell man ganz nebenbei und aus Versehen mehr Fett gegessen hat, als die Figur vertragen kann.

### Ein Blick auf die Nährwert-Ampel lohnt sich

Werfen Sie zukünftig einen Blick auf die Nährwertangabe der Lebensmittel. Die Verbraucherzentralen haben einen Ampelcheck herausgebracht, mit dem Sie die Nährwertangabe auf Lebensmittelverpackungen beurteilen können. Grün bedeutet, dass das Lebensmittel okay ist – bezogen auf den Nährstoff. Bei der Farbe Gelb ist schon Einhalt geboten und Rot mahnt zu einem sparsamer Verzehr. Übrigens: Obst, Gemüse und Brot sind fettfrei bzw. fettarm. Es gibt dort nur wenige Ausnahmen wie Oliven und Avocado, aber diese beiden sind eher selten die Verursacher von Übergewicht.

## Gönnen Sie sich gutes Essen

Die meisten Mütter geben sich alle Mühe, gut für ihr Kind zu kochen. Nur wenn es um sie selbst geht, werden sie nachlässig. Gönnen Sie sich klein geschnittenes Obst, ein selbst gekochtes

## Natürliche Light-Produkte, die auf Dauer schlank halten

| Lebensmittel (in Portionsgröße) und ihr Fettgehalt | Alternative (in Portionsgröße) und ihr Fettgehalt | gespartes Fett |
|---|---|---|
| 150 g Vollmilchjoghurt, 3,5 % Fett (5 g Fett) | 150 g fettarmer Joghurt, 1,5 % Fett (2 g Fett) | 3 g |
| 200 ml Vollmilch, 1,5 % Fett (7 g Fett) | 200 ml fettarme Milch, 1,5 % Fett (3 g Fett) | 4 g |
| 30 g Doppelrahm-Frischkäse, 70 % Fett i.Tr. (10 g Fett) | 30 g Rahm-Frischkäse, 50 % Fett i.Tr. (7 g Fett) | 3 g |
| 30 g Camembert 70 % Fett i.Tr. (12 g Fett) | 30 g Camembert 30 % Fett i.Tr. (7 g Fett) | 5 g |
| 30 g Schnittkäse 45 % Fett i.Tr. (9 g Fett) | 30 g Schnittkäse 30 % Fett i.Tr. (5 g Fett) | 4 g |
| 30 g Salami (12 g Fett) | 30 g gekochter Schinken (4 g Fett) | 8 g |
| 70 g Wiener Würstchen (16 g Fett) | 125 g Hühnerbrust (1 g Fett) | 15 g |

Mittagessen oder einen edlen fettarmen Schinken. Sie haben es verdient. Außerdem sind Sie das wichtigste Vorbild für Ihr Kind. Ihre Essgewohnheiten werden von ihm von klein auf bis ins Grundschulalter kopiert. Wenn Sie gern und viel frisches Obst und Gemüse essen, schaffen Sie die besten Voraussetzungen, dass Ihr Kind Ihnen nacheifert. Denn wie heißt es so schön: Der Apfel fällt nicht weit vom Stamm.

### Essen Sie regelmäßig

Planen Sie Ihr Essen. Nur wer gut organisiert ist, isst auch vernünftig. Auf die

Schnelle isst man gerne unbewusst und ungesund. Das Croissant vom Bäcker, beim Kinderwagenschieben weggeputzt, ist eine böse Fettfalle (25 g Fett)! Die halbe Tafel Schokolade macht auf Dauer auch nicht glücklich (15 g Fett). Ups – und schon ist die ganze Tafel weg und somit die Hälfte des täglichen Fettbedarfs! Wenn Sie fest Mahlzeiten einplanen und dann bewusst essen, umschiffen Sie die meisten Fettfallen. Beim Lesen ist Ihnen sicherlich noch die ein oder andere schlechte Gewohnheiten eingefallen, die Sie selbstverständlich nur bei anderen beobachten. Oder … doch vielleicht auch bei sich selbst?

## Light-Produkte sind keine wirkliche Hilfe

Eigentlich müsste es sich langsam herumgesprochen haben: Als Schlankmacher sind Light-Produkte nur bedingt geeignet. Die Begriffe »light« oder »leicht« sind gesetzlich nicht geschützt. Es kann sich um ein Produkt handeln, das fettarm bzw. fettreduziert oder auch leicht verdaulich ist. So werden auch koffein- und alkoholfreie Produkte häufig als »light« bezeichnet. Der Begriff muss sich also nicht immer auf eine Kalorienreduktion beziehen. Um den Fett- oder Zuckeranteil beurteilen zu können, ist ein Blick auf die Zutatenliste zwingend notwendig, der Ampel-Check der Verbraucherzentralen ist die bessere Orientierungsgröße.

Light-Produkte suggerieren schnell Erwartungen, die sie gar nicht erfüllen. Denn häufig handelt es sich nicht um kalorienarme, sondern nur um kalorienreduzierte Produkte. Viele Produkte tragen den verkaufsfördernden Aufdruck, ohne tatsächlich effektiv Fett oder Kalorien einzusparen. So hat z. B. Light-Mayonnaise mit nur 50 % Fett pro 100 g noch fast 500 Kalorien. Eine Salatmayonnaise, zu gleichen Teilen mit Joghurt gestreckt, kann das Light-Produkt locker unterbieten.

## Finger weg von Wunderdiäten

Ananasdiäten, Glücksdiäten oder wie sie alle heißen und mit welchen Traumfiguren sie uns auch locken, wir wissen es alle: Diese Diäten helfen nicht wirklich. Der beste Beweis dafür ist, dass uns jede Woche eine neue Blitz-Diät angepriesen wird. Aber doch glauben wir allzu gerne, dass diese neue Diät die Pfunde purzeln lassen wird. Dabei ist doch der beste Beweis, dass es jede Woche wieder neue Wunderdiäten gibt – die dürfe es dann eigentlich gar nicht mehr geben.

### Die fünf besten Tipps für ein erfolgreiches Abnehmen sind:

- Sich darüber klar werden, warum Sie überhaupt abnehmen wollen.
- Als Ziel einen realistischen Gewichtsverlust auf einen Zettel oder in ein Tagebuch schreiben.
- Persönliche Schritte definieren und sich überschaubare und realistische Aufgaben stellen, wie z. B.: Ich esse jeden Morgen nur noch 1 Brötchen. Ich werde anfangs Lust auf das zweite haben, aber das halte ich aus. Anderes Beispiel: Ich mache jeden Morgen einen schnellen Fußmarsch von 15 Minuten und benutze öfter mal Fahrrad statt Auto.
- Ich freue mich über meine Erfolge, die ich in erster Linie an der Erfüllung meiner gesetzten Aufgaben messe. Der Gewichtsverlust wird im ersten halben Jahr nur 1-mal die Woche überprüft und danach nur noch 1-mal im Monat. Der Gürtel und der Blick in den Spiegel sind das beste Maß.
- Misserfolge lassen mich über meine Ziele nachdenken. Ein nicht erfolgreiches Abnehmen bedeutet mit Schritt 1 erneut zu beginnen. Denn Abnehmen beginnt im Kopf! Erfolg haben keine Diäten, sondern nur eine langfristige Änderung des Verhaltens.

Beim Aufstellen der Regeln sollten Sie darauf achten, dass sie zu Ihnen passen. Die Regel »Nie wieder Schokolade essen« ist für jemanden, der sich aus Schokolade nichts macht, relativ einfach einzuhalten. Doch wenn Sie bisher sehr regelmäßig und gerne Schokolade gegessen haben, kann Ihnen diese Regel mehr schaden als nutzen. Hier wäre dann eine andere Strategie nötig, wie z. B. »Ich habe keine Schokolade auf Vorrat«. Und wenn Sie nach einem Zeitraum von einem halben Jahr feststellen sollten, dass Sie weniger Schokolade als vorher gegessen haben, dann ist dies die perfekte Regel für Sie.

## Ich will so bleiben, wie ich bin

Lösen Sie sich vom Schlankheitsdiktat der Medienwelt. Sie sollen kein Model werden. Laut einer Umfrage empfindet nahezu jede 2. Frau ihr Gewicht als zu hoch, obwohl sie normalgewichtig ist. Angesichts einer solchen weit verbreiteten Selbstwahrnehmung bitte ich Sie um mehr Toleranz und Gelassenheit Ihrem Gewicht gegenüber. Schuld an dieser Falscheinschätzung ist der weit verbreitete Schlankheitswahn. Egal, ob wir den Fernseher anschalten, ins Kino gehen oder eine Zeitschrift durchblättern, uns begegnen nur schöne, schlanke Menschen. Wen wundert es da nicht, dass gerade wir Frauen uns als zu dick einschätzen. Ein Body-Mass-Index (BMI) von über 18 bis unter 25 bedeutet, dass Sie schlank sind. Bei einem Wert unter 25 sollten Sie über das Abnehmen weniger nachdenken, sondern lieber über ihre negative Selbsteinschätzung.

## Die Figur lieb gewinnen

Menschen, die Sport treiben, haben meistens ein besseres Körpergefühl als Sportmuffel. Also, nicht lange über die Fettpolster im Bereich der Problemzonen jammern, sondern aktiv werden. Natürlich ist das mit Baby schwieriger als zuvor. Doch nicht unmöglich!

Auch, wenn Sie nicht in allem mit Ihren Eltern oder Schwiegereltern übereinstimmen, sollten Sie Ihrem Herzen einen Ruck geben und die Unterstützung von Omas und Opas annehmen. Dann haben Sie mal Zeit für sich und die sollten Sie klug nutzen, indem Sie aktiv werden. Besuchen Sie Kurse für Pilates, Yoga oder Zumba oder melden Sie sich zum Gerätetraining in einem Fitnessstudio an. Falls Sie in Ihrer Jugend mal eine Sportart intensiv betrieben haben, wäre jetzt vielleicht der Zeitpunkt, diese wieder aufzunehmen. Wichtig - nicht nur für ihre körperliche Fitness, sondern auch für Ihre Psyche – ist es, rauszukommen und mal etwas ohne Baby zu machen. Dann fühlen Sie sich in Ihrer Haut viel wohler und der Weg hin zur alten Figur ist weniger steinig. Mein Schlusswort: Unser Lebensweg hat Stolpersteine, die uns zum Straucheln bringen. Das ist gut so, denn dadurch denken wir immer wieder über unsere Ziele nach.

Reich an Vitamin C

## Beeren-Amaranth

Für 1 Person • geht schnell
5 Min.

150 g Erdbeeren • 125 ml Buttermilch • 3–5 EL gepuffter Amaranth

- Die Erdbeeren waschen, putzen und vierteln.

- Die Buttermilch über die Erdbeeren gießen. Mit Amaranth bestreuen.

**Nährwerte pro Portion**
›160 kcal ›7 g E ›1 g F ›26 g KH

Reich an Kalzium

## Müsli blau-weiß

Für 1 Person • geht schnell
5 Min.

4 EL Getreideflocken • 1 EL Haselnüsse, gehackt • 60 g Heidelbeeren • etwas Zitronensaft • 150 ml Milch (1,5 % Fett)

- Die Flocken mit den Haselnüssen mischen.

- Heidelbeeren waschen, gut abtropfen lassen und mit dem Zitronensaft dazugeben, gut umrühren und mit Milch übergießen.

**Nährwerte pro Portion**
›220 kcal ›7 g E ›8 g F ›26 g KH

Reich an ß-Carotin

## Sommermüsli

Für 1 Person • gelingt leicht
10 Min.

1 Pfirsich • 150 g Wassermelone • 150 g Joghurt (1,5 % Fett) • 1 EL Sesam • 3–5 EL Getreideflocken

- Den Pfirsich waschen, halbieren und das Fruchtfleisch würfeln. Die Wassermelone in kleine Stücke schneiden. Joghurt mit Sesam verrühren.

- Die Getreideflocken in einen tiefen Teller geben. Joghurt und Früchte hinzufügen und alles miteinander vermengen.

**Nährwerte pro Portion**
›230 kcal ›8 g E ›5 g F ›36 g KH

Reich an Magnesium

## Orangen-Bananen-Quark-Creme

Für 1 Person • geht schnell
5 Min.

150 g Magerquark • 50 ml Orangensaft • ½ Banane

- Quark mit dem Orangensaft glatt rühren.

- Die Banane in Scheiben schneiden und unterheben.

**Nährwerte pro Portion**
›230 kcal ›23 g E ›1 g F ›30 g KH

Reich an Kalzium

# Luftiger Käsekuchen mit Baiser

Für 12 Stück • braucht etwas mehr Zeit
2 Std. 15 Min.

**Für den Teig**
- 150 g Weizenmehl Type 550 und etwas für die Arbeitsfläche
- 1 TL Backpulver
- 1 Ei
- 70 g Zucker
- 60 g Butter

**Für die Füllung**
- 500 g Magerquark
- 125 ml Rapsöl
- 200 g Zucker
- 3 Eier
- 1 Vanilleschote
- 300 ml Milch (1,5 % Fett)
- 1 Päck. Vanillepuddingpulver

● Das Mehl mit dem Backpulver mischen. Ei, Zucker und Butter hinzufügen und das Ganze mit den Knethaken des Handrührgerätes zu einem glatten Teig verkneten. Zu einer Kugel formen, in Folie wickeln und für etwa 1 Stunde kalt stellen.

● Für die Füllung Quark, Öl und 150 g Zucker glatt rühren. 2 Eier trennen, die Eiweiße kalt stellen. Vanilleschote aufschlitzen und das Mark herauskratzen. Milch, das übrige ganze Ei, die 2 Eigelbe, das Vanillemark und Puddingpulver zum Quark geben und glatt rühren. Den Backofen auf 180 Grad vorheizen.

● Den Boden einer Springform (⌀ 26 cm) mit Backpapier auslegen. Den Mürbeteig auf einer bemehlten Arbeitsfläche dünn ausrollen, in die Form legen und einen etwa 4 cm hohen Rand bilden. Die Quarkmasse hineingeben, glatt streichen und auf mittlerer Schiene etwa 50 Min. backen.

● Die Eiweiße mit dem restlichen Zucker steif schlagen. Die Baisermasse auf den Kuchen streichen und nochmals 15 Min. bei 150 Grad backen.

**Nährwerte pro Stück**
›340 kcal ›10 g E ›17 g F ›38 g KH

Reich an Ballaststoffen

# Pünktchenmuffins

Für 12 Stück • gelingt leicht

35 Min.

- 2 Eier
- 120 ml Rapsöl
- 250 g Joghurt (1,5 % Fett)
- 140 g Zucker
- 125 g Vollkorn-Weizenmehl
- 125 g Weizenmehl Type 405
- 50 g kernige Haferflocken
- 30 g Mohn
- 2 TL Backpulver
- 1 TL Natron
- 1–2 Äpfel

● Den Backofen auf 200 Grad vorheizen. In die Vertiefungen eines Muffinblechs Papierförmchen hineinsetzen. Die Eier mit dem Öl, dem Joghurt und dem Zucker verrühren. Beide Mehle, die Haferflocken, den Mohn sowie Backpulver und Natron vermischen.

● Die Mehlmischung unter die Eier-Öl-Mischung rühren, sodass ein glatter Teig entsteht. Die Äpfel schälen, vom Kerngehäuse befreien, würfeln und anschließend mit einem Kochlöffel unter den Teig mengen.

● Den Teig gleichmäßig auf die Förmchen verteilen. Die Muffins auf mittlerer Schiene etwa 20 Min. backen.

● Die Muffins etwa 5 Min. im Blech auskühlen lassen, dann herausnehmen und auf einem Kuchengitter auskühlen lassen.

**Nährwerte pro Stück**

›280 kcal ›6 g ›14 g F ›33 g KH

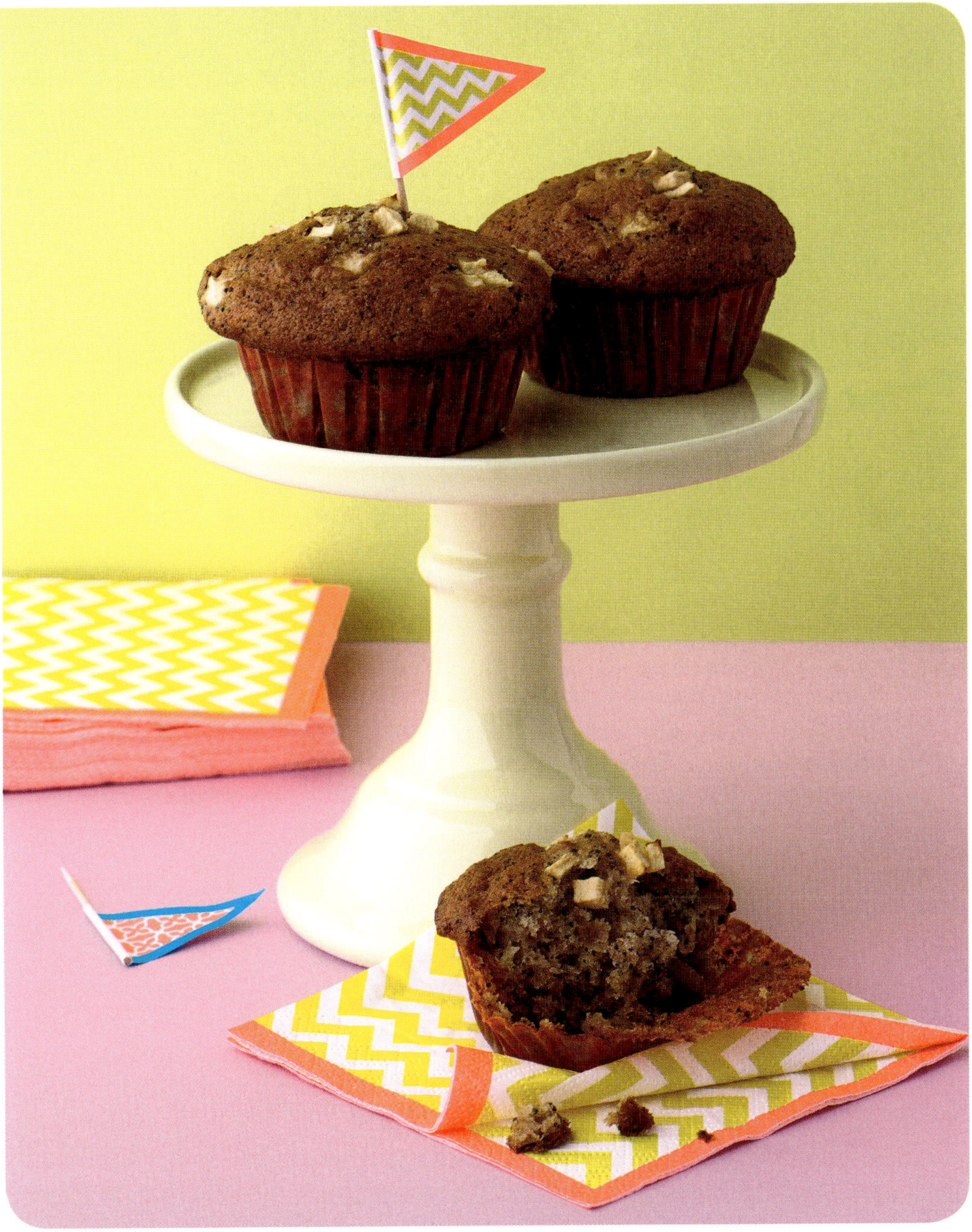

Reich an Eisen

## Roastbeef-Tramezzini »Melissa«

Für 2 Personen • geht schnell
20 Min.

2 Frühlingszwiebeln • 4 Blätter Zitronenmelisse • 1 EL Rapsöl • 1 TL Senf • 2 EL Joghurt (1,5 % Fett) • Jodsalz, Pfeffer, frisch gemahlen • 10 Rucolablätter • 4 Scheiben Vollkorn-Sandwichbrot • 2 Scheiben Roastbeef

- Frühlingszwiebeln putzen, waschen und mit der Zitronenmelisse fein hacken. Öl, Senf und Joghurt verrühren und Zwiebeln und Melisse daruntermischen. Mit Salz und Pfeffer abschmecken. Rucola waschen, Stiele abschneiden und Rucola trocknen.

- Eine Brotscheibe dünn mit der grünen Sauce bestreichen. Mit der Hälfte des Rucolas, dem Roastbeef und restlichem Rucola belegen, dann die Sauce darauf verteilen. Mit der zweiten Scheibe abdecken und diagonal halbieren.

**Nährwerte pro Portion**
›200 kcal ›8 g E ›8 g F ›26 g KH

Reich an Vitamin C

## Überbackene Okras mit Würzkartoffeln

Für 2 Personen • exotische Zutaten
45 Min.

250 g Okraschoten • 250 g Kartoffeln • 1 Zwiebel • 1 Knoblauchzehe • 1 EL Olivenöl • 1 Dose Tomaten • Jodsalz, Pfeffer, frisch gemahlen • 1 TL Kreuzkümmel • 1 EL Thymianblättchen • 3 EL Parmesan, frisch gerieben

- Okraschoten waschen und putzen. Kartoffeln schälen und in Stücke schneiden. Zwiebel und Knoblauch würfeln, im Öl glasig dünsten. Kartoffeln dazugeben und knusprig braten. Die Tomaten samt Saft hinzufügen, mit Salz, Pfeffer, Kreuzkümmel und Thymian abschmecken. Etwa 15 Min. zugedeckt kochen lassen.

- Nach 10 Min. die Okraschoten dazugeben. Den Ofen auf 200 Grad vorheizen. Das Gemüse in eine Auflaufform geben und mit Parmesan bestreuen. Auf mittlerer Schiene 20 Min. backen.

**Nährwerte pro Portion**
›230 kcal ›10 g E ›8 g F ›28 g KH

Reich an Kalium

## Pilzspaghetti mit Baby-Spinat

Für 2 Personen • preisgünstig
30 Min.

350 g braune Champignons • 1 Knoblauchzehe • 1 Zwiebel • 50 g Baby-Spinat • 125 g Spaghetti • Jodsalz, Pfeffer, frisch gemahlen • 2 EL Olivenöl • 4 EL Parmesan, frisch gerieben

- Die Champignons mit Küchenkrepp abreiben und feinblättrig schneiden. Knoblauch und Zwiebel schälen und fein hacken. Den Spinat putzen, waschen und trocken schleudern.

- Die Nudeln in reichlich kochendem Salzwasser al dente garen. Zwiebeln und Knoblauch im Öl glasig dünsten. Champignons dazugeben, von allen Seiten anbraten und etwas salzen.

- Den Spinat unter die Pilze mischen, kurz erhitzen und mit Salz und Pfeffer abschmecken. Nudeln mit Pilzen und Parmesan anrichten.

**Nährwerte pro Portion**
›390 kcal ›15 g E ›17 g F ›47 g KH

Reich an β-Carotin

## Rotes Kartoffelgulasch

Für 2 Personen • preisgünstig
40 Min.

1 Knoblauchzehe • 1 Zwiebel • 1 große rote Paprikaschote • 4 Kartoffeln • 1 EL Olivenöl • 500 ml Gemüsebrühe • ¼ TL Paprikapulver, edelsüß • 2–4 Spritzer roter Tabasco • 2 EL Tomatenmark • Jodsalz

- Knoblauch und Zwiebel schälen und fein hacken. Die Paprikaschote waschen, putzen und in 1 cm große Stücke schneiden. Die Kartoffeln waschen, schälen und in kleine Würfel schneiden.

- Zwiebeln im heißen Öl glasig dünsten, Paprika- und Kartoffelwürfel und den Knoblauch hinzugeben und alles anbraten. Mit der Gemüsebrühe ablöschen. Mit Paprikapulver, Tabasco, Tomatenmark und Salz abschmecken. Das Gulasch zum Kochen bringen und etwa 15 Min. garen.

**Nährwerte pro Portion**
›160 kcal ›5 g E ›7 g F ›19 g KH

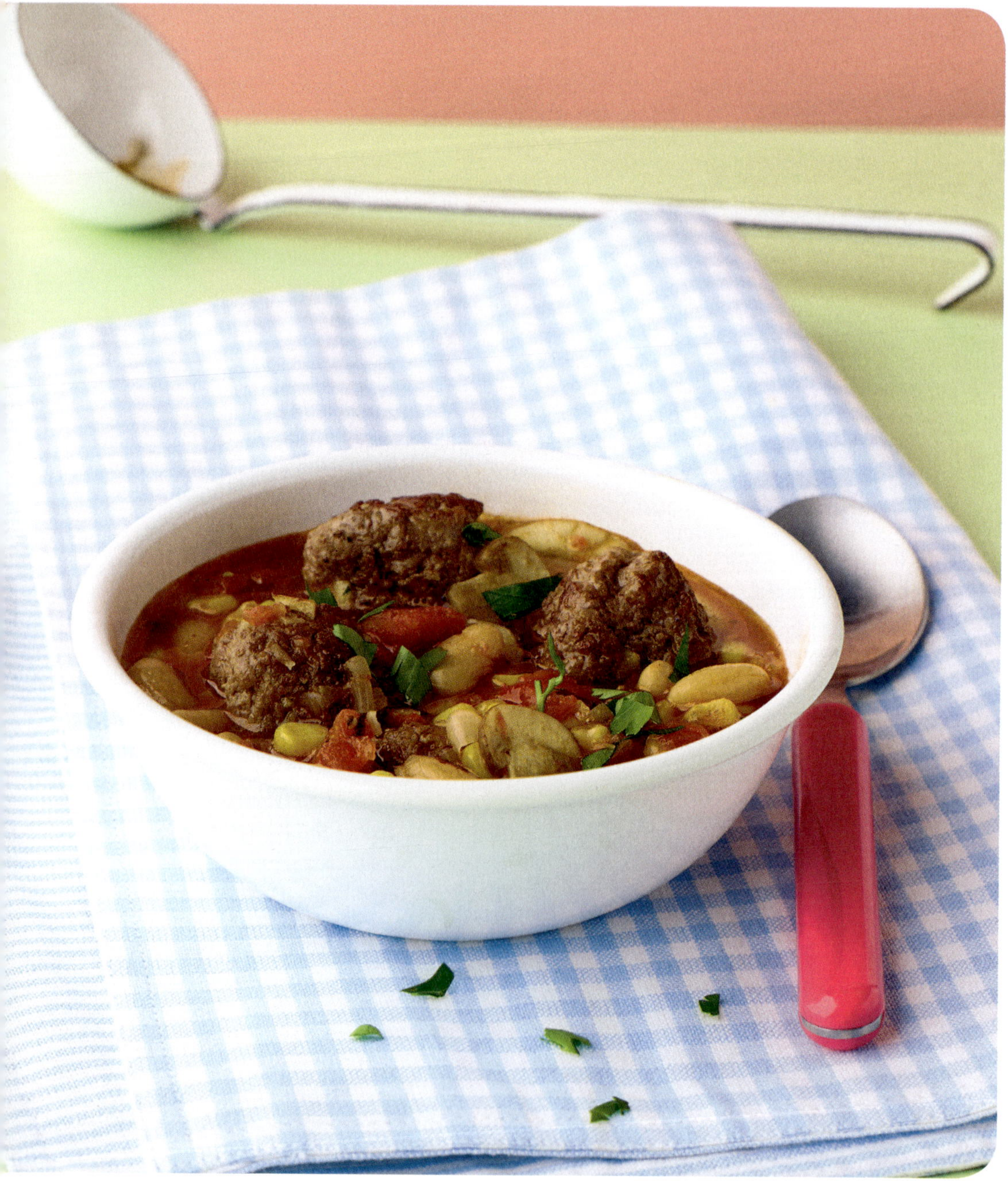

Reich an Eisen

## Bunte Bohnensuppe

Für 2 Personen • gut vorzubereiten
25 Min.

1 Knoblauchzehe • 1 Zwiebel • 200 g Hackfleisch • Jodsalz, Pfeffer • ½ TL Paprikapulver • 100 g Champignons • 1 EL Rapsöl • 500 ml Hühnerbrühe • 1 Dose geschälte Tomaten • Tabasco • 100 g weiße Bohnen (Dose) • 100 g TK-Mais • gehackte glatte Petersilie

- Knoblauch und Zwiebel fein hacken. Hackfleisch mit Knoblauch, Salz, Pfeffer und Paprika verkneten, daraus walnussgroße Bällchen formen. Champignons in Scheiben schneiden.

- Hackbällchen im heißen Öl anbraten, dann aus dem Topf nehmen. Pilze und Zwiebeln andünsten. Brühe und Tomaten hinzufügen, aufkochen und mit Tabasco würzen. Bohnen und Mais zur Suppe geben, 5 Min. köcheln lassen. Hackbällchen hinzufügen und mit Petersilie bestreuen.

**Nährwerte pro Portion**
›430 kcal ›35 g E ›26 g F ›14 g KH

Reich an B-Vitaminen

## Badische Grünkernsuppe

Für 2 Personen • geht schnell
30 Min.

40 g Grünkernschrot • 1 EL Rapsöl • 700 ml Gemüsebrühe • 300 g tiefgekühltes Suppengemüse • Jodsalz, Pfeffer, frisch gemahlen • 2 EL saure Sahne • 2 EL Schnittlauchröllchen

- Das Schrot im heißen Öl kurz anrösten und mit der Gemüsebrühe ablöschen. Suppe zum Kochen bringen, das aufgetaute Suppengemüse dazugeben und 15–20 Min. gar kochen.

- Die Suppe pürieren und vom Herd nehmen. Die saure Sahne unterrühren, alles mit Salz und Pfeffer abschmecken. Mit den Schnittlauchröllchen garnieren.

**Nährwerte pro Portion**
›160 kcal ›5 g E ›7 g F ›19 g KH

Reich an Folsäure

# Griechisches Lamm mit grünen Bohnen

Für 2 Personen • gelingt leicht
40 Min.

- 120 g Vollkornreis
- Jodsalz, Pfeffer, frisch gemahlen
- 250 g tiefgekühlte grüne Bohnen
- 200 g mariniertes Lammfilet
- 1 kleine Zwiebel
- 1 Knoblauchzehe
- 2 Tomaten
- 1 EL Olivenöl
- ½ TL Thymian

● Den Reis mit der doppelten Menge Wasser in einen kleinen Topf geben. Etwas Salz hinzugeben und zum Kochen bringen, etwa 25 Min. bei geringer Hitze quellen lassen. Die Bohnen auftauen lassen.

● Das Lammfilet in sehr dünne Scheiben schneiden. Die Zwiebel und die Knoblauchzehe schälen und fein hacken. Die Tomaten über Kreuz einritzen, mit kochendem Wasser übergießen und mit kaltem Wasser abschrecken, häuten und in Würfel schneiden.

● Das Öl in einer beschichteten Pfanne erhitzen, das Fleisch unter ständigen Wenden anbraten. Zwiebel, Knoblauch und Bohnen hinzugeben und mit Salz, Pfeffer und Thymian würzen.

● Etwa 5 Min. in der geschlossenen Pfanne dünsten, dann die Tomatenwürfel hinzugeben und weitere 5 Min. garen.

● Den Reis zusammen mit Lamm-Bohnen-Gemüse anrichten.

**Nährwerte pro Portion**

›440 kcal ›29 g E ›13 g F ›52 g KH

Reich an Eisen

## Rinderfiletstreifen mit Paprika und Austernpilzen

Für 2 Personen • gut vorzubereiten
40 Min.

- 90 g Parboiled Reis
- Jodsalz, weißer Pfeffer, frisch gemahlen
- 1 rote Paprikaschote
- 1 gelbe Paprikaschote
- 1 grüne Paprikaschote
- 1 Bund Frühlingszwiebeln
- 150 g Austernpilze
- 300 g Rinderfilet
- 1 EL Rapsöl
- ½ Bund Koriandergrün

● Den Reis nach Packungsanweisung in Salzwasser garen. Paprikaschoten waschen, putzen und in dünne, 3 cm lange Streifen schneiden. Die Frühlingszwiebeln waschen, putzen und in Ringe schneiden. Die Austernpilze mit Küchenkrepp abreiben und in Streifen schneiden.

● Das Fleisch waschen, trocken tupfen und in hauchdünne Streifen schneiden. Das Öl in einer beschichteten Pfanne erhitzen. Das Fleisch von allen Seiten anbraten. Salzen und pfeffern, herausnehmen und warm halten.

● Zuerst die Paprikastücke andünsten, dann die Frühlingszwiebeln und die Austernpilze hinzufügen. Salzen und pfeffern. Mit geschlossenem Deckel etwa 5–10 Min. dünsten.

● Koriandergrün waschen, die Blätter von den Stielen zupfen und fein hacken. Das Fleisch und Koriander unter das Gemüse heben und abschmecken.

**Nährwerte pro Portion**

›570 kcal ›41 g E ›13 g F ›74 g KH

Reich an Jod

# Provenzalisches Lachsfilet mit Kartoffelgemüse

Für 2 Personen • gelingt leicht
35 Min.

- 1 Zwiebel
- 3 Kartoffeln
- 1 kleine rote Paprikaschote
- 1 EL Rapsöl
- 600 ml Hühnerbrühe
- 200 g tiefgekühlter Brokkoli
- 80 g Mais
- 200 g Wildlachsfilet (MSC-Siegel)
- Saft von ½ Zitrone
- 2 EL tiefgekühlte Kräuter der Provence
- Jodsalz, Pfeffer, frisch gemahlen
- 2 Vollkornbrötchen

● Die Zwiebel schälen und in Ringe schneiden. Die Kartoffeln waschen, schälen und fein würfeln. Die Paprikaschote waschen, putzen und in mundgerechte Stücke schneiden. Zwiebeln, Kartoffeln und Paprika im Öl andünsten. Mit der Hühnerbrühe ablöschen und alles etwa 10 Min. kochen lassen.

● Brokkoli auftauen lassen und eventuell in kleinere Röschen zerteilen. Zusammen mit dem Mais zum Gemüse geben und weitere 5 Min. garen.

● Den Fisch in mundgerechte Würfel schneiden, in die Suppe geben und etwa 5 Min. ziehen lassen. Mit Zitronensaft, den provenzalischen Kräutern sowie Salz und Pfeffer abschmecken.

● Mit Vollkornbrötchen servieren.

**Nährwerte pro Portion**

›450 kcal ›30 g E ›12 g F ›54 g KH

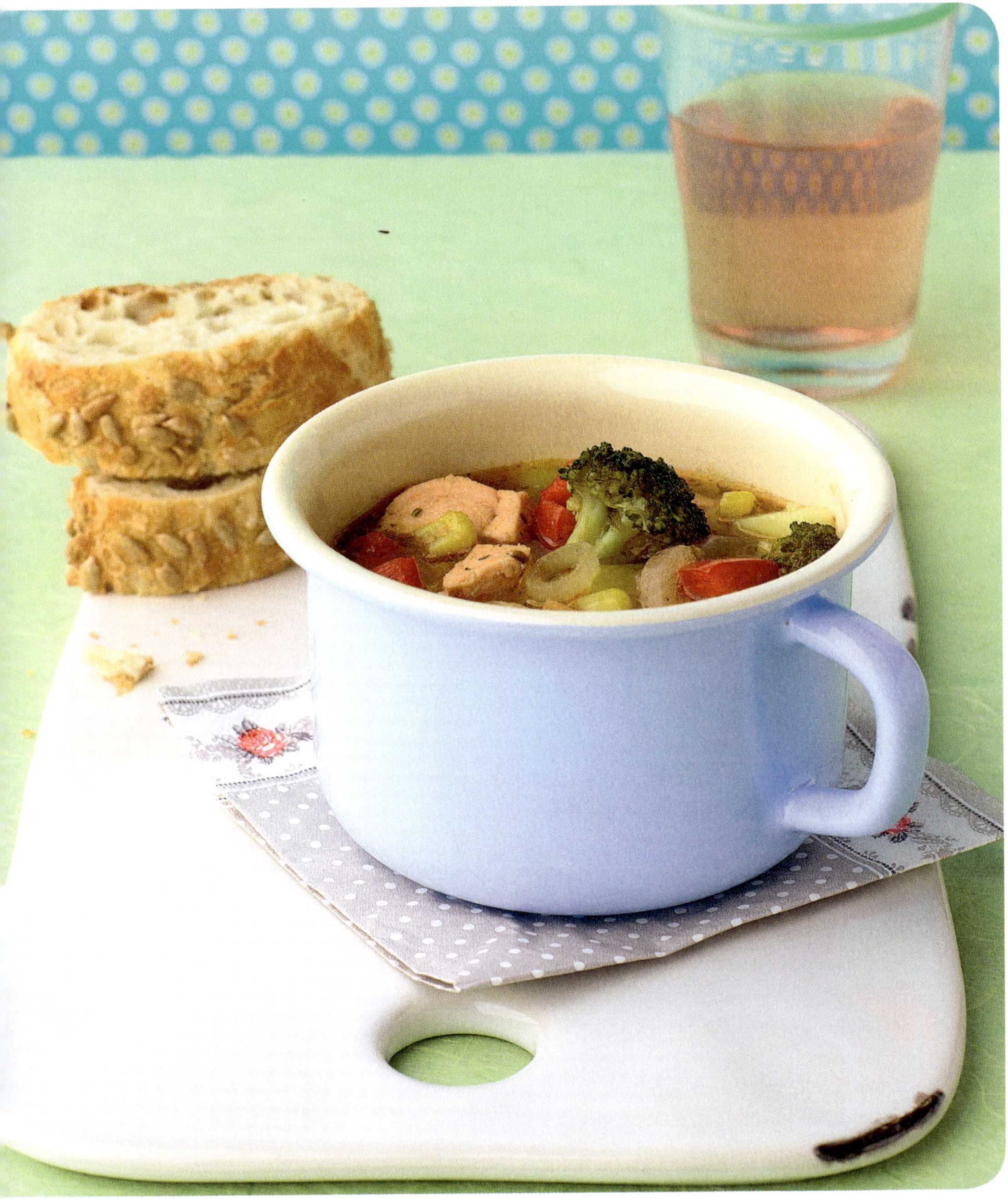

Reich an B-Vitaminen

# Vietnamesischer Nudelsalat

Für 2 Personen • braucht etwas mehr Zeit
1 Std.

- 1 EL Sherryessig
- 2 EL Sojasauce
- 2 TL Tomatenmark
- 1 TL asiatische Chilisauce
- 1 Knoblauchzehe
- 200 g Hähnchenbrust
- 1 cm Ingwer
- 1 EL geröstete Erdnüsse
- 2 EL Rapsöl
- 2 EL Zitronensaft
- ½ TL Curry
- 1 Msp. Cayennepfeffer
- Jodsalz
- 1 Pr. Zucker
- ½ Salatgurke
- 1 Frühlingszwiebel
- 50 g Sojasprossen
- ½ kleiner Chinakohl
- 60 g Mie-Nudeln
- Koriandergrün zum Garnieren

● Essig, 1 EL Sojasauce, Tomatenmark und Chilisauce verrühren, Knoblauch schälen, fein hacken und unter die Marinade rühren. Fleisch in schmale Streifen schneiden, mit der Marinade vermengen und im Kühlschrank mindestens 30 Min. ziehen lassen.

● Für das Dressing Ingwer schälen und zusammen mit den Erdnüssen fein hacken. Mit restlicher Sojasauce, Öl und Zitronensaft verquirlen und mit Gewürzen, Salz und Zucker abschmecken.

● Die Gurke waschen, schälen, der Länge nach halbieren, entkernen und in dünne Scheiben schneiden. Frühlingszwiebel putzen, waschen, in dünne Ringe schneiden. Die Sojasprossen abspülen. Chinakohl putzen, waschen und in mundgerechte Stücke zupfen.

● Einen beschichteten Wok mit Öl einpinseln und das Fleisch goldbraun anbraten. Die Nudeln nach Packungsanweisung garen und lauwarm mit allen Zutaten vermengen. Mit Koriander garnieren.

**Nährwerte pro Portion**
›430 kcal ›36 g E ›17 g F ›32 ›KH

Reich an B-Vitaminen

# Sommergemüse asiatische Art

Für 4 Personen • braucht etwas mehr Zeit
45 Min.

- 150 g fester Tofu
- 1 TL getrockneter Oregano
- Jodsalz, Pfeffer, frisch gemahlen
- 2 EL Sojasauce
- 450 g grüne Bohnen
- 1 Bund Frühlingszwiebeln
- 1 gelbe Paprikaschote
- 1 Fleischtomate
- 50 g Glasnudeln
- 2 EL Olivenöl

● Den Tofu in sehr kleine Würfel schneiden und mit Oregano, Pfeffer und Sojasauce vermischen. Zugedeckt ziehen lassen.

● Währenddessen die Bohnen waschen, putzen und in reichlich Salzwasser in 15–20 Min. bissfest garen. Durch ein Sieb abgießen und mit eiskaltem Wasser abschrecken, damit sie ihre Farbe behalten.

● In der Zwischenzeit die Frühlingszwiebeln putzen, waschen und in etwa ½ cm breite Ringe schneiden. Die Paprikaschote halbieren, putzen, waschen und in dünne Streifen schneiden. Die Tomate über Kreuz einritzen, überbrühen, häuten und ohne den Stielansatz in Würfel schneiden.

● Die Glasnudeln in sprudelnd kochendes Wasser geben, 3 Min. ziehen lassen, in ein Sieb abgießen und auf einem Küchenbrett grob hacken.

● Das Öl in einem Wok erhitzen. Frühlingszwiebeln und Tofuwürfel darin bei mittlere Hitze anbraten. Paprikastreifen und Tomatenwürfel dazugeben und 2 Min. andünsten. Bohnen und Glasnudeln unterrühren und unter Rühren erwärmen.

**Nährwerte pro Portion**

›380 kcal ›23 g E ›18 g F ›37 g KH

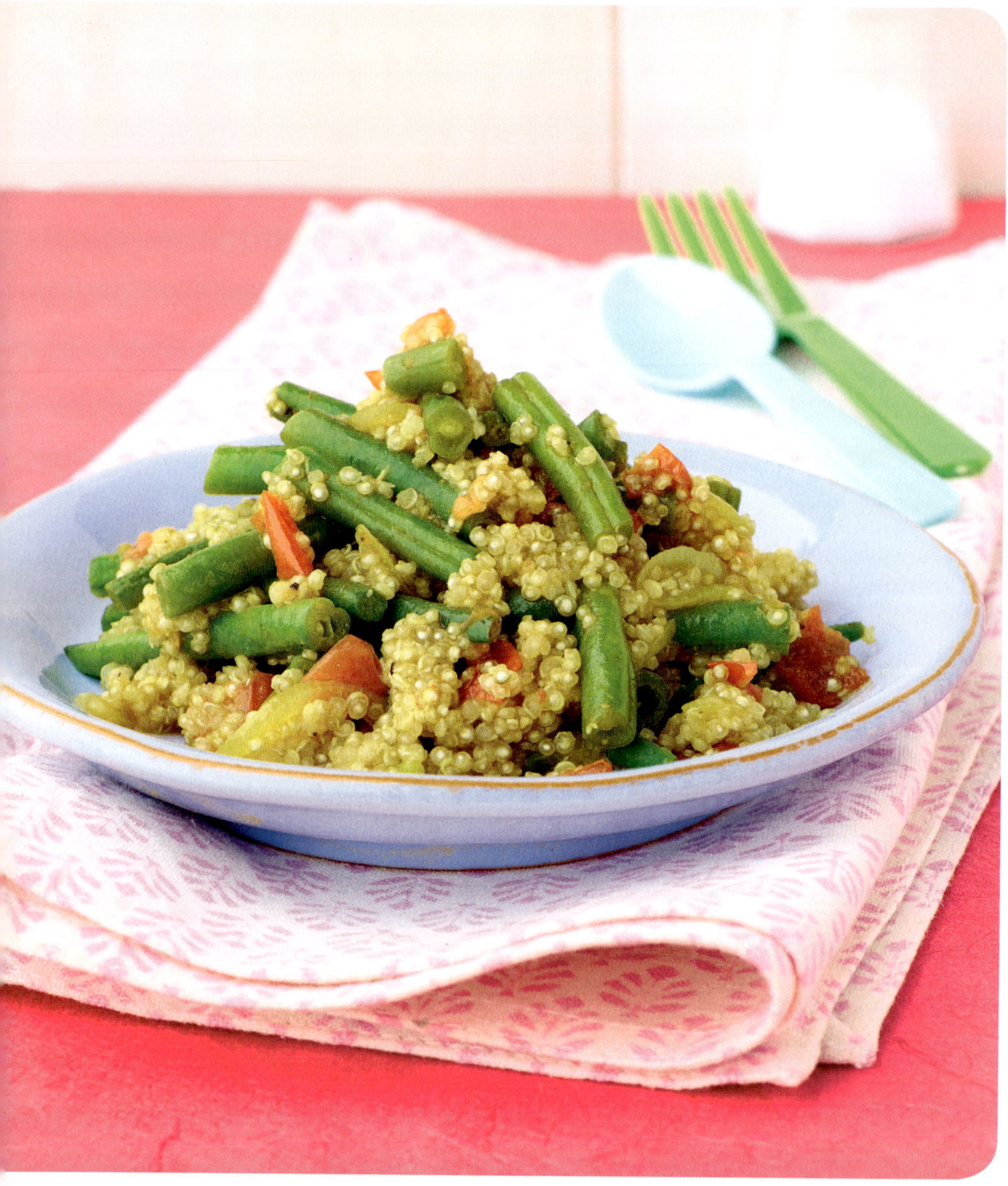

Reich an Folsäure

# Pikantes Gemüse-Quinoa

Für 2 Personen • gelingt leicht
30 Min.

- 100 g Quinoa
- 250 ml Gemüsebrühe
- 1 mittelgroße Zwiebel
- 250 g Keniabohnen (ersatzweise Brechbohnen)
- 1 EL Olivenöl
- 3 TL Curry
- 3 Tomaten
- Jodsalz, Pfeffer, frisch gemahlen
- 1 Msp. Sambal Oelek
- 1 EL Schnittlauchröllchen

● Quinoa zusammen mit 200 ml Brühe in einen Topf geben, einmal aufkochen lassen und zugedeckt bei schwacher Hitze 20 Min. quellen lassen, bis die Flüssigkeit aufgesogen ist.

● In der Zwischenzeit die Zwiebel schälen und in feine Ringe schneiden. Die Bohnen waschen, putzen und dritteln. (Brechbohnen in 2 cm lange Stücke schneiden.)

● Das Olivenöl in einer hohen beschichteten Pfanne erhitzen. Zwiebel und Bohnen darin bei mittlerer Hitze unter Rühren 4–5 Min. anbraten. Mit Curry bestäuben, gut durchrühren und mit der restlichen Brühe aufgießen.

● Die Tomaten waschen, ohne Stielansätze in etwa 1 cm große Würfel schneiden und unterheben. Mit Salz, Pfeffer und Sambal Oelek abschmecken.

● Quinoa untermischen und mit Schnittlauch bestreut servieren.

**Nährwerte pro Portion**

›320 kcal ›11 g E ›9 g F ›49 g KH

Reich an Vitamin C

# Bunter Kartoffel-Gemüse-Salat

Für 2 Personen • braucht etwas mehr Zeit
⏲ 50 Min.

- 200 g grüne Bohnen
- 1 große Möhre
- Jodsalz, Pfeffer, frisch gemahlen
- 250 g gekochte Pellkartoffeln
- 1 kleine rote Paprikaschote
- 1 hart gekochtes Ei
- 3 EL Olivenöl
- etwas glatte Petersilie zum Garnieren

● Die Bohnen waschen, putzen und in etwa 3 cm lange Stücke schneiden. Die Möhre waschen, putzen, schälen und in Scheiben schneiden. Gemüse in wenig leicht gesalzenem Wasser bissfest garen, dann herausnehmen.

● Die Kartoffeln in 3 cm große Stücke schneiden. Die Paprikaschote waschen, putzen und in schmale Streifen schneiden. Das Ei pellen, halbieren, Eiweiß in kleine Würfel hacken, das Eigelb zerdrücken. Das Olivenöl nach und nach mit einem Schneebesen unterrühren. Tropfenweise 3 EL warmes Wasser zugeben. Die Sauce mit Salz und Pfeffer abschmecken.

● Kartoffeln, Ei, Bohnen, Möhren und Paprika vorsichtig mit der Sauce mischen.

● Den Salat etwa 30 Min. durchziehen lassen, mit der Petersilie garnieren und servieren.

**Nährwerte pro Portion**
›360 kcal ›9 g E ›22 g F ›30 g KH

Reich an Kalium

# Italienischer Zucchinisalat mit Pinienkernen

Für 2 Personen • gut vorzubereiten
20 Min.

- 1 EL Pinienkerne
- 2 EL Zitronensaft
- 1 EL Olivenöl
- Jodsalz, Pfeffer, frisch gemahlen
- 12 Blätter Basilikum
- 400 g kleine feste Zucchini
- 1 kleine Knoblauchzehe

● Die Pinienkerne in einer beschichteten Pfanne ohne Fett rösten. Zitronensaft und das Öl miteinander verrühren, mit Pfeffer und Salz kräftig abschmecken. Basilikum fein hacken und unter das Dressing rühren. Die Zucchini waschen, putzen und fein raspeln.

● Knoblauch schälen, halbieren und eine Salatschüssel mit den Hälften ausreiben. Die Zucchiniraspel in die Schüssel geben, mit dem Dressing mischen und die Pinienkerne darüberstreuen.

● Den Salat vor dem Servieren einige Minuten durchziehen lassen.

**Nährwerte pro Portion**

›160 kcal ›5 g E ›12 g F ›11 g KH

Reich an B-Vitaminen

## Tabouleh

Für 2 Personen • braucht etwas mehr Zeit
⏲ 1 Std. 20 Min.

150 g Bulgur • 300 ml Gemüsebrühe • 2 Frühlingszwiebeln • ½ Salatgurke • 300 g Tomaten • ½ Bund glatte Petersilie • ¼ Bund Minze • Saft von ½ Zitrone • Jodsalz, Pfeffer, frisch gemahlen • 2 EL Olivenöl

- Bulgur mit kochender Brühe übergießen und quellen lassen. Frühlingszwiebeln putzen, waschen und in dünne Ringe schneiden. Gurke waschen, schälen und würfeln. Tomaten waschen, putzen und würfeln.

- Kräuter waschen und trocken schütteln, die Blätter von den Stielen zupfen und grob hacken. Alles miteinander vermischen und zum Bulgur geben.

- Zitronensaft, Salz, Pfeffer und Öl verrühren, unter den Salat mischen und etwa 1 Stunde ziehen lassen.

**Nährwerte pro Portion**
›400 kcal ›11 g E ›12 g F ›64 g KH

Reich an ß-Carotin

## Schneller Tomaten-Rucola-Salat

Für 2 Personen • geht schnell
⏲ 15 Min.

400 g Tomaten • 1 Frühlingszwiebel • 2 Handvoll Rucola • 1 Knoblauchzehe • 2 EL Zitronensaft • 1 EL Weißweinessig • 1 EL Olivenöl • Jodsalz, Pfeffer, frisch gemahlen

- Die Tomaten waschen, putzen und in mundgerechte Würfel schneiden. Die Frühlingszwiebel waschen, putzen und in feine Ringe schneiden. Den Rucola waschen und in Stücke zupfen. Salatzutaten mischen.

- Den Knoblauch schälen, durchpressen und zusammen mit Zitronensaft, Essig und Öl verrühren.

- Das Dressing mit Salz und Pfeffer abschmecken und mit dem Salat vermengen, sofort servieren.

**Nährwerte pro Portion**
›100 kcal ›2 g E ›5 g F ›8 g KH

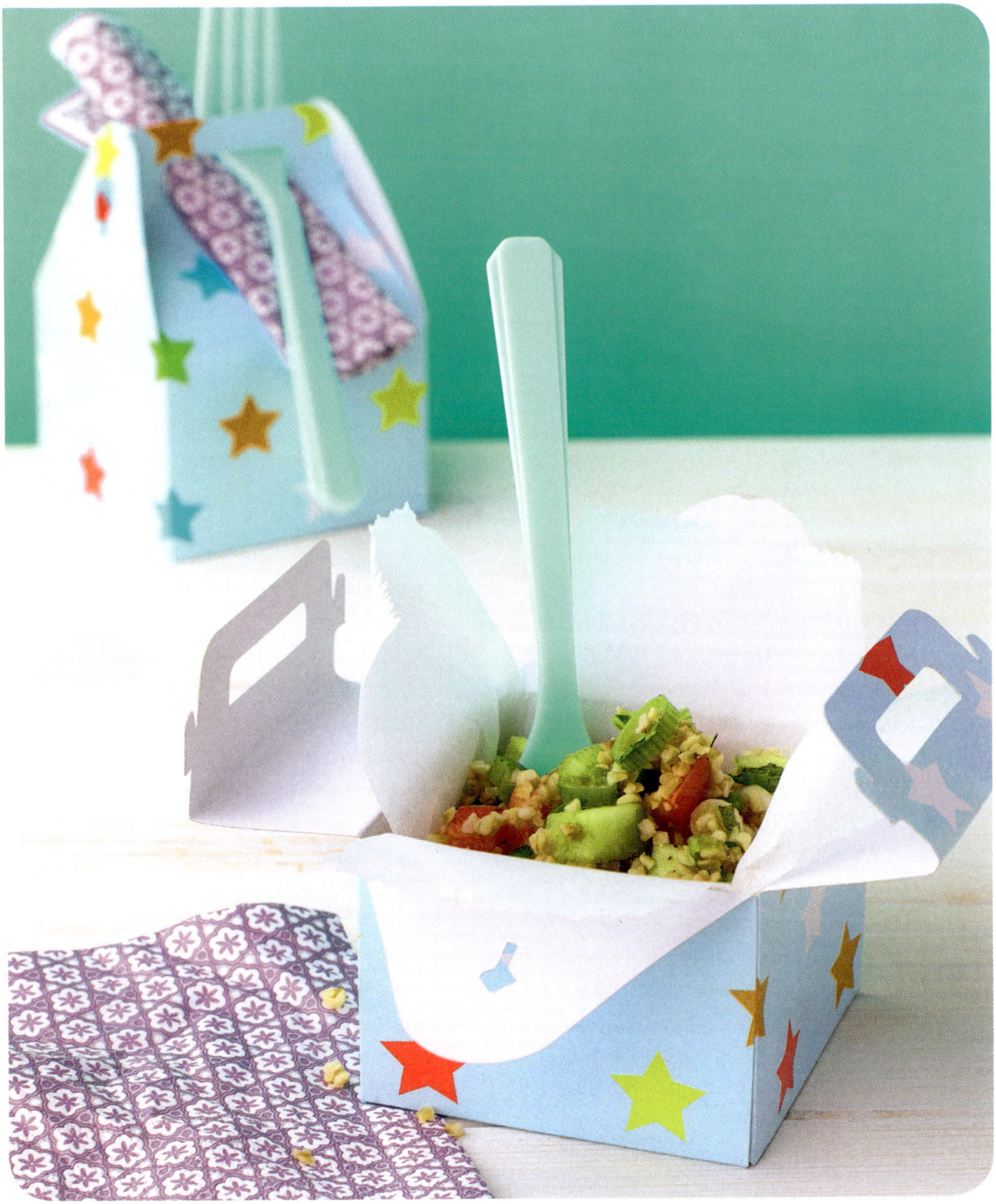

Reich an Folsäure

## Grün-roter Feldsalat

Für 2 Personen • gelingt leicht
15 Min.

80 g Feldsalat • 1 gegarte Knolle Rote Bete • 20 g Walnusskerne • 2 EL Walnussöl • 4 EL milder Sherryessig • Jodsalz, Pfeffer, frisch gemahlen • 2 Laugenbrezeln

- Den Feldsalat gründlich waschen, putzen und in einer Salatschleuder trocken schleudern. Die Rote Bete fein würfeln. Die Walnusskerne fein hacken.

- Walnussöl mit dem Sherryessig verrühren. Mit etwas Salz und Pfeffer abschmecken.

- Feldsalat auf 2 großen Tellern anrichten. Die Rote-Bete-Würfel in die Mitte setzen. Mit dem Dressing leicht beträufeln und den Walnüssen bestreuen. Dazu je 1 Laugenbrezel reichen.

**Nährwerte pro Portion**
›300 kcal ›7 g E ›17 g F ›29 g KH

Reich an Folsäure

## Knackiger Blattsalat mit Senfvinaigrette

Für 2 Person • geht schnell
15 Min.

10 Stängel Kerbel • 1 Handvoll Rucola • 1 Handvoll Portulak • ½ Kästchen Kresse • 4 Handvoll Eichblattsalat • ½ Bund Radieschen • 1 Frühlingszwiebel • 1 TL Dijon-Senf • 1 EL Weißweinessig • 2 EL Olivenöl • Jodsalz, Pfeffer, frisch gemahlen

- Kerbel, Rucola und Portulak waschen und trocken schleudern, die Stiele abschneiden. Kresse abschneiden und abbrausen. Salat waschen, trocken schleudern und in Stücke reißen. Radieschen waschen, putzen und fein raspeln.

- Frühlingszwiebel waschen, putzen und in feine Ringe schneiden. Senf und Essig verrühren, Olivenöl unterschlagen, die Frühlingszwiebel dazugeben, mit Salz und Pfeffer abschmecken und mit allen Zutaten vermischen.

**Nährwerte pro Portion**
›130 kcal ›2 g E ›13 g F ›2 g KH

Reich an Folsäure

# Vital-Salat mit Kresse

Für 2 Personen • preisgünstig

15 Min.

- ½ kleiner Kopf Eisbergsalat
- 2 Tomaten
- ¼ Salatgurke
- 60 g hauchdünner gekochter Schinken
- 125 g Joghurt (1,5 % Fett)
- 1 EL Rapsöl
- 1 EL Apfelessig
- 1 EL Tomatenmark
- 1 Pr. Zucker
- Jodsalz, Pfeffer, frisch gemahlen
- ½ Kästchen Kresse
- 2 Mehrkornbrötchen

● Eisbergsalat waschen und trocken schütteln. Einige schöne Blätter beiseite legen, die restlichen in mundgerechte Stücke zupfen und in einer Salatschleuder trocken schleudern. Die Tomaten waschen und in Spalten schneiden. Die Gurke waschen, schälen und in ½ cm breite Scheiben schneiden.

● Die Schinkenscheiben einzeln zu Röllchen aufrollen. Aus Joghurt, Öl, Apfelessig und Tomatenmark ein Dressing rühren. Mit Zucker, Salz und Pfeffer abschmecken. Die Kresse mit einer Küchenschere abschneiden, abbrausen und abtropfen lassen.

● Eisbergsalat mit den Tomaten und Gurken in einer Schüssel vermengen. Das Dressing unterheben.

● Auf 2 Tellern anrichten mit den Schinkenröllchen und der Kresse garnieren. Dazu gibt's 1 Mehrkornbrötchen.

**Nährwerte pro Portion**

›260 kcal ›14 g E ›8 g F ›32 g KH

**Tipp** Wenn Sie täglich frischen Salat essen, bereiten Sie doch jeweils eine größere Menge Dressing zu und bewahren es 2–3 Tage in einem Schraubglas im Kühlschrank auf.

# Rezept-register

# Stichwortverzeichnis

## Liebe Leserin, lieber Leser,

hat Ihnen dieses Buch weitergeholfen? Für Anregungen, Kritik, aber auch für Lob sind wir offen. So können wir in Zukunft noch besser auf Ihre Wünsche eingehen. Schreiben Sie uns, denn Ihre Meinung zählt!

Ihr TRIAS Verlag

E-Mail Leserservice
kundenservice@trias-verlag.de

Lektorat TRIAS Verlag
Postfach 30 05 04
70445 Stuttgart
Fax: 0711 89 31-748

**Bibliografische Information der Deutschen Nationalbibliothek**
Die Deutsche Nationalbibliothek verzeichnet diese Publikation in der Deutschen Nationalbibliografie; detaillierte bibliografische Daten sind im Internet
über http://dnb.d-nb.de abrufbar.

Programmplanung: Uta Spieldiener
Redaktion: Bettina Snowdon, Hamburg
Bildredaktion: Christoph Frick
Umschlaggestaltung und Layout: CYCLUS Visuelle Kommunikation, Stuttgart

Bildnachweis:
Umschlagfoto vorn: Meike Bergmann, Berlin
Fotos im Innenteil: Seite 1: Stefanie Bütow und Sarah Trenkle, Hamburg; alle weiteren Fotos von Meike Bergmann, Berlin

Foodstyling: Katja Zimmermann

2., völlig überarbeitete Auflage 2014



Printed in Germany

Satz und Repro: Fotosatz Buck, Kumhausen
Gesetzt in Adobe InDesign CS5
Druck: AZ Druck und Datentechnik GmbH, Kempten

Gedruckt auf chlorfrei gebleichtem Papier

ISBN 978-3-8304-6848-6

Auch erhältlich als E-Book:
eISBN (PDF) 978-3-8304-6849-3
eISBN (ePub) 978-3-8304-6850-9

1 2 3 4 5 6

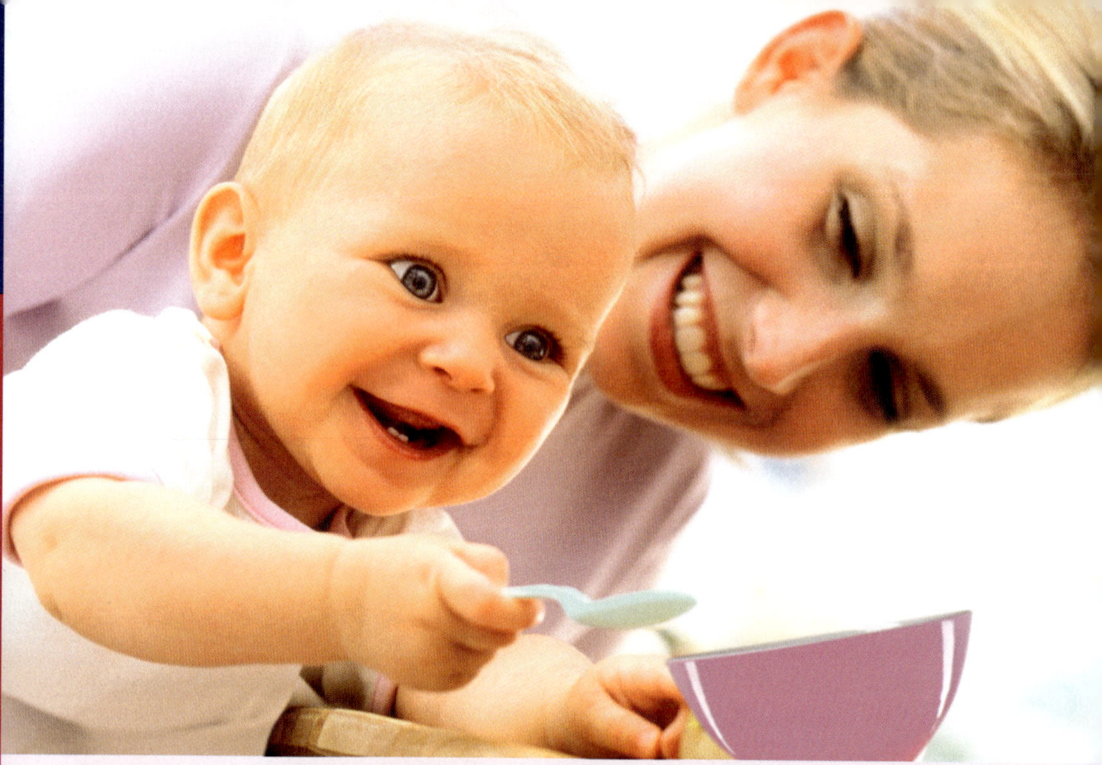

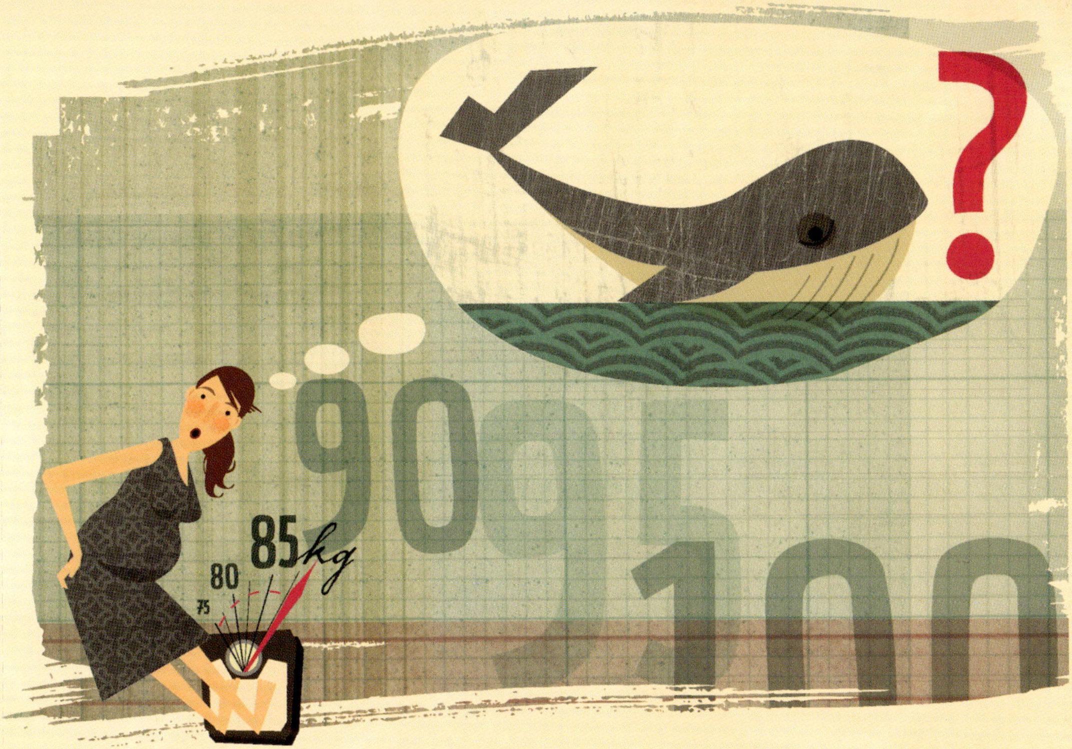


# Schwangerschaft:

## *Ich habe Heißhunger auf…*

Ein großer Einfluss auf das Geschmacks- und Geruchsempfinden und damit auf den Heißhunger wird der hormonellen Umstellung während der Schwangerschaft zugeschrieben. Sie soll nicht nur für das Chaos der Gefühle, sondern auch für das Chaos in der Ernährung verantwortlich sein. Hier bewährte Kombis zum Nachmachen bei Bedarf:

- Marshmallows ins Nutella-Glas getaucht
- Essiggurken mit Senf bestrichen
- Möhrensticks mit Meerrettich
- Matjesfilet unter gehackten Dillhaufen
- Cashewnüsse im Wasabimantel

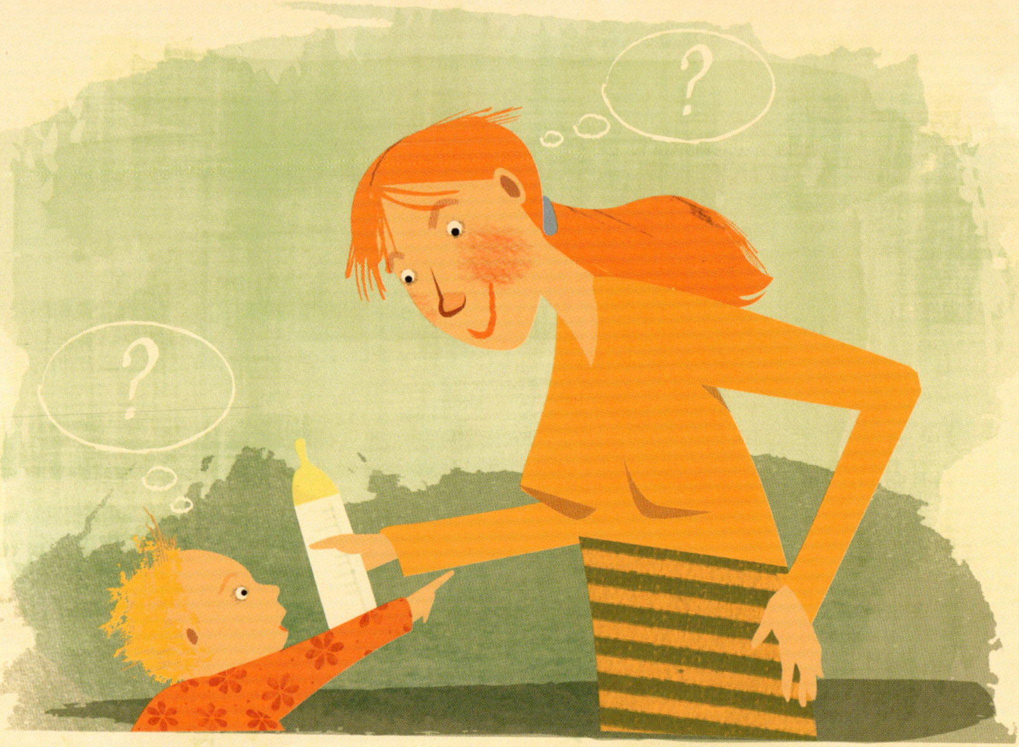

# Stillzeit:

## Zeit für mich ...

Wer wenig Geduld mit sich beim Stillen hat, kann ganz nebenbei auch noch Schönes für sich selbst tun.

- Fingeryoga für die Seele
- »Fotoshow« vom letzten Urlaub am Laptop
- Blättern in einem Fotobuch, Gedichtband oder Sprüchebuch
- Hören einer CD mit »ruhigen« Lieblingsliedern
- Hörbücher über Kopfhörer hören

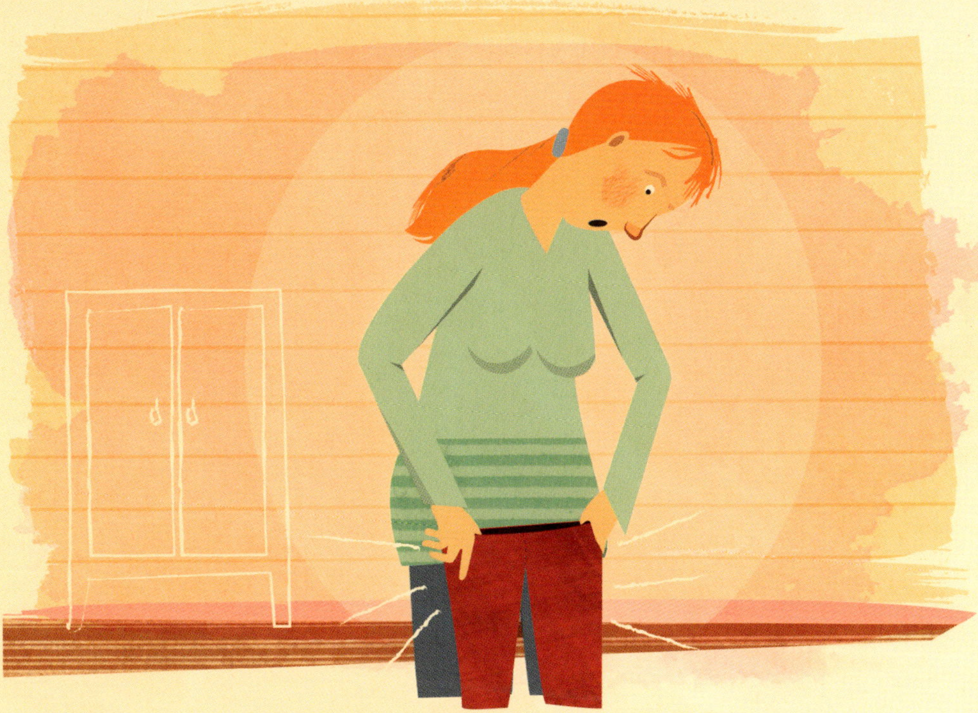

# Abnehmen:

## die besten Fatburner!

Ohne aufwändiges Abnehmprogramm mit ein paar guten praxistauglichen Vorsätzen klappt das Abnehmen viel besser, als man so denkt.

- Möhren-, Gurken- und Paprikasticks jeden Morgen vorbereiten und über den Tag naschen.
- Wenn der Hunger kommt, Magerquark mit fettarmem Joghurt und Früchten vermengen.
- 3 Mahlzeiten am Tag: Frühstück, Mittagessen, Abendbrot
- Jeden Tag im Dauerlauf mit dem Kinderwagen um den Block, gerne mehrmals
- Vorm Einschlafen immer 7 Sit-ups: Eine Übung, bei der man aus dem Liegen den Oberkörper aufrichtet

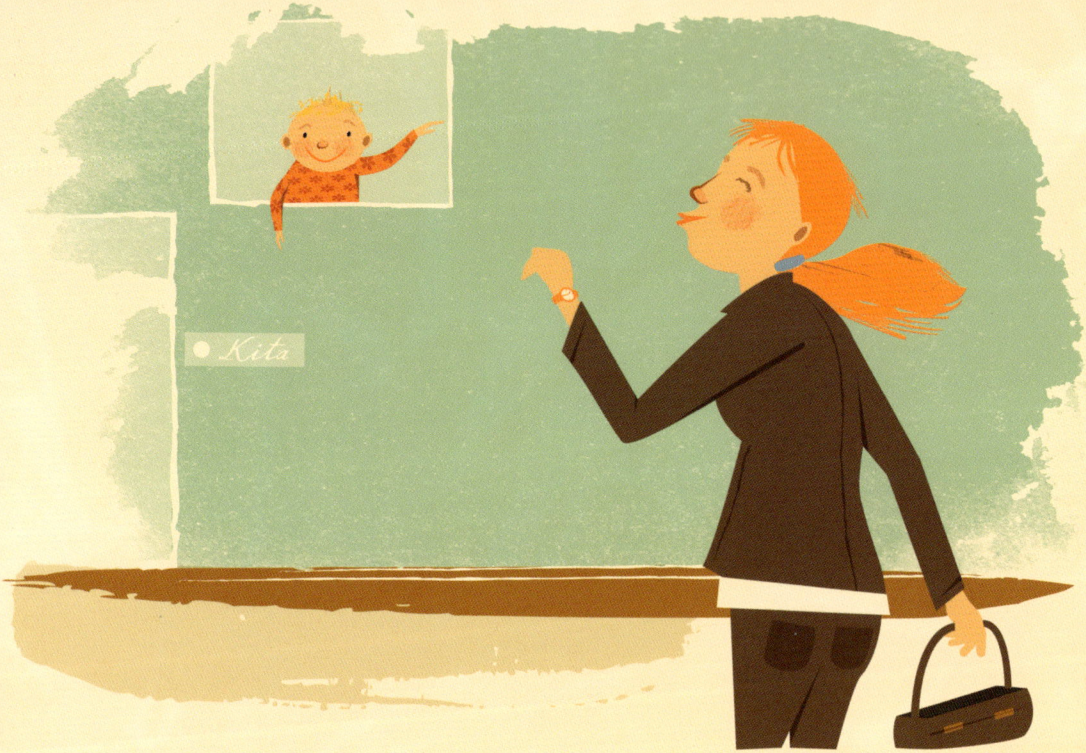


# Danach:

## *Unverhofft »babyfrei« – was kann ich mir Gutes tun?*

Einfach mal unbeschwert den Augenblick genießen und nur sich selbst die Nächste sein …

- Spontan ins Kino, Theater oder Konzert gehen
- Mit einer Freundin die Gegend unsicher machen
- Ab in die Sauna oder ins Schwimmbad!
- Zur Kosmetikerin oder sich eine Massage gönnen
- Shoppen gehen! Ins Schuhgeschäft oder in die Boutique!